Cidadania, surdez e linguagem

Dados Internacionais de Catalogação na Publicação (CIP)
(Câmara Brasileira do Livro, SP, Brasil)

Cidadania, surdez e linguagem : desafios e realidades / Ivani Rodrigues Silva, Samira Kauchakje, Zilda Maria Gesueli, (organizadoras).
– São Paulo : Plexus Editora, 2003.

Bibliografia
ISBN 978-85-85689-73-5

1. Cidadania 2. Educação de surdos 3. Fonoaudiologia 4. Linguagem de sinais I. Silva, Ivani Rodrigues. II. Kauchakje, Samira. III. Gesueli, Zilda Maria.

03-2009   CDD-371.9127

Índices para catálogo sistemático:
1. Linguagem de sinais: Surdos: Educação   371.9127
2. Surdos: Linguagem de sinais: Educação   371.9127

Compre em lugar de fotocopiar.
Cada real que você dá por um livro recompensa seus autores
e os convida a produzir mais sobre o tema;
incentiva seus editores a encomendar, traduzir e publicar
outras obras sobre o assunto;
e paga aos livreiros por estocar e levar até você livros
para a sua informação e o seu entretenimento.
Cada real que você dá pela fotocópia não autorizada de um livro
financia o crime
e ajuda a matar a produção intelectual de seu país.

Cidadania, surdez e linguagem

Desafios e realidades

Ivani Rodrigues Silva
Samira Kauchakje
Zilda Maria Gesueli
(Organizadoras)

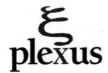

CIDADANIA, SURDEZ E LINGUAGEM
Desafios e realidade
Copyright © 2003 by autores
Direitos desta edição reservados por Summus Editorial

Capa: **Ana Lima**
Editoração: **All Print**

Plexus Editora
Departamento editorial
Rua Itapirucu, 613 – 7º andar
05006-000 – São Paulo – SP
Fone: (11) 3872-3322
Fax: (11) 3872-7476
http://www.summus.com.br
e-mail: summus@summus.com.br

Atendimento ao consumidor
Summus Editorial
Fone: (11) 3865-9890

Vendas por atacado
Fone: (11) 3873-8638
Fax: (11) 3872-7476
email: vendas@summus.com.br

Impresso no Brasil

Sumário

Apresentação 7

Prefácio 9

Parte I Surdez: Detecção e Diagnóstico 15

1   Surdez: Diagnóstico Audiológico 17

2   Habilitação Fonoaudiológica da Surdez:
    Uma experiência no Cepre/FCM/Unicamp 41

Parte II Surdez: Comunidade e Família 55

3   "Comunidade Surda": As demandas identitárias no campo
    dos direitos, da inclusão e da participação social 57

4   Família e Surdez:
    Algumas considerações aos profissionais
    que trabalham com famílias 77

5　Surdez, Inteligência e Afetividade 89

6　Mãe Ouvinte/Filho Surdo: A importância do papel materno no contexto do brincar 99

Parte III Surdez: Escolaridade e Linguagem 113

7　Considerações sobre a Construção da Narrativa pelo Aluno Surdo 115

8　Língua de Sinais e Aquisição da Escrita 147

9　As Imagens:
O lúdico e o absurdo no ensino de arte para pré-escolares surdos 161

10　Surdez e Tecnologias de Informação e Comunicação 193

Parte IV Surdez: Língua de Sinais, Instrutores e Intérpretes 219

11　Para Início de Conversa 221

12　A Presença do Intérprete de Língua de Sinais na Mediação Social entre Surdos e Ouvintes 235

Apresentação

Desde sua fundação em 1973, o antigo Centro de Reabilitação, atual Centro de Estudos e Pesquisas em Reabilitação "Prof. Dr. Gabriel de Oliveira da Silva Porto" (Cepre) vem atuando em assistência nas áreas da surdez e da deficiência visual.

A partir da década de 1990, têm sido cada vez mais formalizadas as atividades de ensino e pesquisa, integradas à assistência, criando um círculo virtuoso: a atividade assistencial sugere a pesquisa e enriquece a docência; da mesma forma, a atuação em ensino e pesquisa enriquece as atividades assistenciais. Nada mais distante da criticada torre de marfim em que pode se encerrar a universidade não engajada!

Essa experiência única sugeriu a elaboração do presente livro, com trabalhos das docentes do Cepre da área de surdez, e de uma pesquisadora do Núcleo de Informática Educativa (Nied) que desenvolve projetos institucionais em conjunto com essas docentes. A proposta foi inicialmente coordenada pelas professoras Ivani Rodrigues Silva e Samira Kauchakje. Com o afastamento da professora Samira para outra universidade, as professoras Ivani e Zilda Maria Gesueli se responsabilizaram pelas múltiplas tarefas envolvidas na organização do volume.

A presente coletânea retrata a rica experiência das docentes do Cepre, que vêm atuando e refletindo sobre as diferentes abordagens à surdez. Para essas docentes, a adoção do bilingüismo e a valorização da Língua de Sinais na constituição da identidade e do pensamento do surdo, e a discussão de suas decorrências para o processo de escolarização, não se constitui em modismo. Ao contrário, trata-se de participação na construção dessa abordagem, a partir de postulados teóricos e da reflexão sobre a atuação anteriormente desenvolvida, com base em outras abordagens.

O diálogo e a contraposição entre teoria e prática, entre abordagens, entre posições quanto ao processo de escolarização, enriquecem o convite à leitura desses textos.

Cecilia Guarnieri Batista
Coordenadora do Cepre

Prefácio

As condições sociais oferecidas para a formação de pessoas surdas ainda envolve graves problemas, apesar de mudanças relevantes que têm ocorrido em tempos recentes. Os caminhos de solução não são vistos, naturalmente, de maneira uniforme; anunciam possibilidades, mas envolvem divergências, resistências, controvérsias. Muito precisa ser discutido, compreendido e feito em termos de transformação das mentalidades, das políticas e dos projetos de ação concretos.

Em algumas regiões de nosso país, ainda não se consolidou sequer a idéia da necessária vivência precoce da Língua de Sinais por crianças surdas, nem se atingiu o convencimento de que as iniciativas socioeducacionais e, mais especificamente, as propostas de escolarização devem respeitar o direito dos surdos à condição bilíngüe e envolver a participação das comunidades de surdos. Diante dos encaminhamentos da questão escolar, vários alertas têm sido levantados, em diferentes fóruns de discussão e na literatura acadêmica, quanto a programas que não respondem às necessidades de aprendizagem desses sujeitos, não promovem sua sociabilidade, nem propiciam a significação de si como pessoa surda. Para além do espaço escolar, muito há a alcançar para a criação de perspectivas de uma vida digna e para a tão desejada (mesmo que diversamente concebida) inclusão social dos surdos. As mudanças almejadas requerem uma rede de iniciativas, em diferentes âmbitos da sociedade, que levem a vencer barreiras interpostas à inserção no trabalho, ao acesso à informação, à participação ativa em diferentes contextos institucionais.

Na presente coletânea encontramos um conjunto de contribuições que abordam diversos aspectos desse cenário, situando-os sobretudo na interface das áreas da Educação, Saúde e Promoção Social. Trata-se de trabalhos desenvolvidos por profissionais e docentes do Centro de Estudos e Pesquisas "Dr. Gabriel Porto" (Cepre/Unicamp), que, nestes escritos, expõem suas reflexões, experiências profissionais e pesquisas, com o intuito de analisar e debater problemas ou de sugerir formas de ação mais promissoras para o enfrentamento da situação insatisfatória em que se encontram os sujeitos surdos.

O Cepre dedica-se à produção de conhecimento na área da surdez e a serviços de atendimento de surdos por meio de programas de educação infantil, orientação a familiares, apoio escolar para crianças e jovens, além de partilhar com outros setores institucionais programas ligados à saúde. Conta com professores, fonoaudiólogos, psicólogos e outros profissionais, incluindo instrutores surdos fluentes na Língua Brasileira de Sinais, cuja presença é indispensável para que o desenvolvimento dos vários programas respeite a condição sociolingüística dos surdos.

Os textos que compõem este volume, embora circunscrevam temas específicos e distintos, convergem para formar um quadro que retrata o movimento de uma instituição no esforço de implementar e refletir sobre o atendimento oferecido aos surdos e suas famílias. Os trabalhos estão organizados em quatro partes.

Na primeira, a atenção é orientada para a detecção e o diagnóstico da surdez. São caracterizados métodos de avaliação da audição e discutidas classificações de perda auditiva, além de questões etiológicas. Destaca-se a recomendação da triagem neonatal universal, ou seja, não restrita somente a casos de risco. Nesse sentido, são expostos resultados de pesquisas indicativos de que nossa realidade continua muito precária em termos de serviços públicos para o diagnóstico precoce, complicando as perspectivas de atuação junto à criança surda e sua família. Essa situação insatisfatória limita ou retarda o que pode ser efetivado quanto às possibilidades de desenvolvimento da linguagem pela criança e quanto à participação indispensável dos familiares nesse processo, alicerçada na orientação de profissionais. Na menção de programas da instituição voltados para superar esses problemas, os trabalhos mostram que as iniciativas para a exploração de possibilidades da audição e para o aprimoramento da fala não estão divorciados de outros programas que privilegiam a vivência da Língua de Sinais (mencionados em relatos das partes seguintes), de modo que as ações se subordinam ao propósito maior de promover o desenvolvimento da criança surda, em especial a produção e compreensão da linguagem.

A relação entre surdez, comunidade e família é tratada na segunda parte. Uma questão importante dessa relação está na inclusão social dos surdos como pessoas com "necessidades específicas". A consideração de discursos e projetos da sociedade relativos à inclusão dos diferentes evidencia a necessidade de se reconhecer criticamente diversas formas de conceber o respeito à diferença, algumas das quais impregnadas de equívocos. Diante de concepções ambíguas, híbridas ou parciais, torna-se fundamental refletir sobre os entendimentos do que seja igualdade, pois na busca de superação é essencial articular as noções de diferença e igualdade. Nas respostas da sociedade à diferença da surdez, perduram simplificações e concepções equivocadas, que se materializam na atuação de profissionais. Um exemplo está nas visões tradicionais ainda circulantes sobre a inteligência e as características de conduta de surdos, que correspondem a imagens negativas e generalizantes, o que fica evidenciado por um exame crítico da matriz de pensamento que as guia e da perspectiva psicométrica que as sustenta. As avaliações, diagnósticos e intervenções decorrentes são marcadas por caracterizações errôneas e inconsistentes das esferas do intelecto e do afeto de sujeitos surdos. É preciso reverter de fato essa tendência, para que profissionais mostrem-se abertos para formas de compreensão que não sejam não cristalizadas e estigmatizantes. Outro ângulo desse problema está nas imagens que os profissionais fazem da família do sujeito diferente, numa visão dicotômica de "família problema" *versus* "família adequada", que sustenta, por sua vez, o uso de referências de um espaço socializador idealizado, abstrato. As concepções que o profissional tem sobre a família é um problema que tem sido pouco investigado e, no entanto, é de grande relevância pois elas repercutem em suas práticas e no alcance de um atendimento efetivo. A família é objeto ainda de uma outra discussão, que argumenta por uma atuação profissional que valorize o brincar como esfera de atividade que deve ser especialmente explorada na interação da mãe com a criança surda. Essa atividade propicia o aprimoramento das relações interpessoais e da sociabilidade da criança, resultando numa disposição da mãe a construir imagens positivas do filho, a enxergar suas possibilidades e a estabelecer uma comunicação fluente.

A terceira parte está orientada para questões de escolaridade e linguagem; trata, pois, do surdo "aluno" e focaliza a elaboração de conhecimentos de linguagem e de outros sistemas semióticos. Um dos temas é produção da escrita por crianças pré-escolares, que, em grande medida, parece independer do domínio da língua oral, contrariamente à crença de que a escrita requer um nível razoável de desenvolvimento prévio da fala. Com as análises apresentadas, argumenta-se, justamente, pela grande importância da Língua de Sinais como mediadora da construção desse conhecimento. Noutro relato são apontadas peculiaridades da escrita de narrativas por crianças e jovens surdos, com base no exame da organização e estrutura desse tipo de texto. Apesar de se verificar a ausência de certos componentes funcionais ou estruturais, as diferenças nas formas pelas quais os sujeitos lidam com a estrutura narrativa revelam certos ganhos que parecem dever-se ao aumento do nível de escolaridade e a experiências com o gênero narrativo, dentro e fora do contexto escolar. Esses resultados levam a sugerir, de um lado, que os erros observados nos textos são indícios de hipóteses sobre a língua portuguesa e sua modalidade escrita, num jogo de distinções e entrelaçamentos com a Língua Brasileira de Sinais e, de outro lado, que o incentivo à narratividade deve ocorrer desde muito cedo, nas etapas iniciais de aquisição da linguagem pela criança surda. Outro texto vem lembrar a importância do "letramento" em direções que não se restringem à leitura-escritura. O "letramento" visual, implicado nas significações da imagem, é um processo que não pode ser negligenciado para a educação de qualquer criança, em especial da criança surda. A riqueza dessa via pedagógica é apontada por dados sobre a interação das crianças surdas com materiais visuais como textos ilustrados ou textos em imagens. Mas, é importante lembrar que nas diferentes experiências de "letramento" estão em causa usos de linguagem e práticas discursivas. Essa perspectiva é afirmada na última discussão dessa parte, que examina as tecnologias de informação e comunicação, tomando-as como instância de atuação educativa profícua para o aluno surdo. No uso de programas computacionais, que envolvem o verbal e o não-verbal, evidencia-se uma rede complexa de operações discursivas, que promove a imersão do surdo na linguagem, amplia seu conhecimento sobre ela e favorece sua condição bilíngüe.

A última parte focaliza a aquisição da Língua de Sinais e a participação de instrutores surdos e intérpretes nesse processo. Um dos trabalhos examina aspectos fundamentais do desenvolvimento da capacidade comunicativa da criança surda, com destaque para o jogo de atenção que está implicado na exposição de crianças pequenas à Língua de Sinais. Certas características desse jogo são fatores cruciais do "início de conversa" no encontro entre adulto surdo e criança, e podem servir de orientação também para as interações mãe-criança. O segundo tema dessa parte diz respeito ao intérprete da Língua de Sinais. Muito presente na vida dos surdos, o intérprete atua como um mediador de encontros com ouvintes, em diferentes espaços da comunidade. Seu papel não se resume à tarefa de traduzir dizeres de uma e outra língua, de forma neutra e tecnicamente adequada. Na verdade, implica compromissos complexos que envolvem riscos de recorte e distorção na relação entre o que um sujeito diz e o que o intérprete enuncia para a comunidade alvo.

O grupo de autores desses trabalhos é composto por dois instrutores surdos e outros profissionais que atuam nos setores de Fonoaudiologia, Psicologia, Serviço Social e Ensino, e que enriqueceram sua formação em campos como a Lingüística e a Educação (incluindo Arte-educação e Informática). Desse esforço de contribuição participam Maria Francisca Colella dos Santos, Maria Cecília M. Pinheiro Lima, Tereza R. de Freitas Rossi, Heloisa Arruda Boechat, Lígia Maria Tega, Samira Kauchakje, Maria de Fátima de Campos Françoso, Angélica B. de Paiva e Silva, Ivani Rodrigues Silva, Zilda Maria Gesueli, Lucia H. Reily, Fernanda M. Pereira Freire, Maria Cristina da Cunha Pereira, Valdecir Menis, Isabel Cristina M. Phelippe e Andréa da Silva Ros.

Esses pesquisadores, por meio de textos individuais ou em co-autoria, realizam aqui um empreendimento coletivo, não apenas por conta dos vínculos institucionais, mas principalmente pela intenção de contribuir para a transformação de uma realidade, expondo suas idéias, experiências, projeções e expectativas, de tal maneira que, apesar da diversidade de focos, articulam-se no esforço para delinear um panorama mais promissor da condição de vida e da formação de pessoas surdas. Por isso, trazem subsídios para a reflexão de qualquer leitor interessado nessa área – profissionais, professores, pesquisadores e os próprios surdos (entre os quais há, cabe recordar, educadores e pesquisadores). Entretanto, o teor das discussões extrapola esse campo de interesse, de maneira que outros segmentos de leitores podem encontrar, nesta coletânea, a oportunidade de compartilhamento de preocupações sobre a inclusão social e a educação dos diferentes, que envolvem questões nada simples e muito controvertidas na realidade de hoje.

Maria Cecília Rafael de Góes
Doutora em psicologia, pesquisadora
e docente da Unimep

Parte I

Surdez: Detecção e Diagnóstico

1

Surdez: Diagnóstico Audiológico

MARIA FRANCISCA COLELLA DOS SANTOS
MARIA CECÍLIA MARCONI PINHEIRO LIMA
TEREZA RIBEIRO DE FREITAS ROSSI

A audição é o meio pelo qual o indivíduo entra em contato com o mundo sonoro e com as estruturas da língua que possibilitam o desenvolvimento de um código estruturado, próprio da espécie humana. A língua oral é o principal meio de comunicação entre os seres humanos, e a audição participa efetivamente nos processos de aprendizagem de conceitos básicos, até a leitura e a escrita. Além disso, influi decisivamente nas relações interpessoais, que permitirão um adequado desenvolvimento social e emocional.

A deficiência auditiva é caracterizada como um problema sensorial não visível, que acarreta dificuldades na detecção e percepção dos sons e que, devido à natureza complexa do ser humano, traz sérias conseqüências ao indivíduo. A presença de qualquer alteração auditiva na primeira infância compromete o desenvolvimento da criança como um todo, nos aspectos cognitivos, sociais e culturais; além de comprometer os aspectos lingüísticos, pois existe um período crítico para a aquisição de uma língua (Sclair-Cabral, 1988).

Nachman (2002) refere que o desenvolvimento de linguagem e educacional não estão relacionados ao grau da perda auditiva, mas sim à idade de identificação da deficiência auditiva. Yoshinaga-Itano (1998), baseada em seu estudo longitudinal de dez anos, afirmou que o período que se estende do nascimento aos seis meses de idade é o mais efetivo para a estimulação do cérebro e para a formação das vias auditivas. Dessa forma, a detecção precoce da deficiência auditiva torna-se imprescindível, uma vez que otimiza os processos terapêuticos e aumenta a probabilidade de se aproveitar ao máximo o potencial de linguagem expressiva e receptiva, de alfabetização, do desempenho acadêmico e do desenvolvimento social e emocional das crianças.

A Triagem Auditiva Neonatal de rotina é o único procedimento capaz de identificar precocemente as alterações auditivas, a fim de que, nos casos positivos, sejam realizados os encaminhamentos necessários ou para intervenção médica, ou para programas de habilitação.

Várias entidades, como o Joint Committee on Infant Hearing (JCIH), 1995; Comitê Nacional de Pediatria, 1999; Grupo de Apoio à Triagem Auditiva Neonatal Universal (Gatanu l), 2002, recomendam que a triagem auditiva seja universal, isto é, deve ser realizado um rastreamento auditivo de todos os recém-nascidos antes da alta hospitalar. Recomenda-se a Triagem Auditiva Neonatal Universal, pois se forem triados somente os recém-nascidos que apresentarem os fatores de risco para deficiência auditiva, estaremos deixando de identificar 50% dos indivíduos que apresentam perda auditiva congênita, ou seja, metade da população infantil com surdez não será diagnosticada precocemente (Pappas, 1993; Elssman, Matkin, Sabo, 1987; Mauk et al., 1991).

A incidência de perda auditiva bilateral significante em neonatos saudáveis é estimada entre um a três neonatos em cada mil nascimentos, e cerca de 2 a 4% dos neonatos provenientes da Unidade de Terapia Intensiva Neonatal (Weber, Diefendorf, 2001). Dentre as doenças passíveis de triagem ao nascimento, a deficiência auditiva apresenta uma alta prevalência: fenilcetonúria 1:10.000, hipotireoidismo 2,5:10.000, anemia falciforme 2:10.000 e surdez 30:10.000.

No entanto, quando a triagem auditiva universal não está disponível, o JCIH (1994) sugere os indicadores de risco, para selecionar os neonatos que devem ser avaliados. Além disso, esse mesmo comitê identificou certas condições de saúde que podem se desenvolver em bebês e requerem uma nova avaliação.

Esses critérios serão descritos a seguir:

Indicadores de risco para neonatos (nascimento – 28 dias) – história familiar de deficiência auditiva congênita:

- infecção congênita (sífilis, toxoplasmose, rubéola, citomegalovírus e herpes);
- peso ao nascimento inferior a 1500 gramas;
- anomalias craniofaciais (malformações de pavilhão auricular, meato acústico externo, ausência de filtrum nasal, implantação baixa da raiz do cabelo);
- hiperbilirrubinemia;
- medicação ototóxica por mais de cinco dias (aminoglicosídeos ou outros, associados ou não aos diuréticos de alça);
- meningite bacteriana;
- boletim Apgar de 0-4 no primeiro minuto ou 0-6 no quinto minuto.

Indicadores de risco para utilização em bebês (de 29 dias até dois anos de idade):

- preocupação dos pais/responsáveis com relação a audição, fala, linguagem e/ou atrasos de desenvolvimento;
- meningite bacteriana e outras infecções associadas à perda auditiva neurossensorial;
- trauma craniano associado à perda da consciência ou fratura do crânio;
- estigmas ou outros achados associados à síndromes que incluam perda auditiva neurossensorial e/ou condutiva;
- medicações ototóxicas – incluindo, mas não limitadas – a agentes quimioterápicos ou aminoglicosídeos utilizados em casos múltiplos ou em combinação com diuréticos de alça;
- otite média persistente ou recorrente com secreção durante pelo menos três meses.

Crianças que necessitam de monitoramento audiológico periódico (de 29 dias até três anos de idade):

- histórico familiar de perda auditiva na infância;
- infecções congênitas: citomegalovirus, rubéola, sífilis, herpes ou toxoplasmose;
- neurofibromatose tipo II e distúrbios neurovegetativos;
- otite média persistente ou recorrente com efusão;
- deformidades anatômicas e outros distúrbios que afetam a tuba auditiva.

A literatura americana mostra que as etiologias da deficiência auditiva na infância na década de 1990 (hipertensão pulmonar persistente, hemorragia intraventricular etc.) são diferentes das da década de 1970 (rubéola materna, incompatibilidade do RH etc.) e da década de 1980 (meningite do tipo B por *hemophilus influenzae*).

No Brasil, dados recentes mostram que as causas pré-natais relevantes para deficiência auditiva são rubéola congênita, hereditariedade e fatores genéticos. Para os fatores pós-natais, as intercorrências neonatais e perinatais relevantes incluem o baixo peso, hiperbilirrubinemia, ototoxicidade e anóxia perinatal (Lewis, 1996). Silva, Maudonnet & Panhoca (1995) estudaram a etiologia da surdez de 1160 pacientes do Instituto Penido Burnier (Campinas) e verificaram no período de 1983 a 1987 a seguinte freqüência de ocorrência: indeterminados (30%), rubéola (21%), anóxia de parto (12%), meningite (9%), prematuridade (8%), ototóxicos (10%), genéticos (6%), hiperbilirrubinemia (0,8%), outros (3,2%). Nóbrega (1994), em estudo realizado com 200 crianças e adolescentes do ambulatório de Deficiência Auditiva do Departamento de Otorrinolaringologia e Distúrbios da Comunicação Humana da Escola Paulista de Medicina, encontrou os seguintes fatores etiológicos suspeitados para a população estudada: 42 casos com fatores genéticos, 35 casos por rubéola congênita, 24 casos com intercorrências perinatais (hipóxia neonatal, exsangüíneo transfusão, infecções), 20 casos por meningite, cinco casos por ototoxicidade. Não foi possível identificar nenhum fator que pudesse ter levado à deficiência auditiva em 64 dos casos.

Em uma pesquisa realizada no Ambulatório de Neurodiagnóstico das Deficiências Sensoriais do Hospital das Clínicas da Unicamp, Nakamura et al. (1999) encontraram as seguintes causas da surdez de 80 crianças: síndrome da rubéola congênita (70%), meningite bacteriana (15%), síndromes genéticas (7,5%), hereditariedade (5%) e Lues (2,5%).

A Triagem Auditiva Neonatal é o procedimento inicial de avaliação da audição, e seu resultado norteia os outros procedimentos que deverão ser adotados. Os recém-nascidos que falham devem ser encaminhados para diagnóstico, que deve ocorrer até os três meses de vida da criança, com início de intervenção aos seis meses de idade.

A literatura internacional mostra que a identificação da surdez ocorre após os seis meses de idade. Nos berçários normais, a idade média de identificação está em torno de 16 meses, enquanto para os bebês da UTI neonatal a identificação ocorre mais cedo, ao redor de 12,6 e 13 meses (Weber & Diefendorf, 2001).

Sabemos que no Brasil, de modo geral, o diagnóstico das alterações auditivas também ocorre tardiamente, por volta dos três ou quatro anos de idade, o que prejudica e muito o prognóstico, pois é nos primeiros anos de vida que a criança necessita de informações para adquirir a linguagem (Nakamura, Lima & Gonçalves, 2000). Quanto mais cedo for detectado qualquer problema auditivo, mais eficientes serão as condutas a serem adotadas (Lima, 1997), e menores serão os prejuízos no desenvolvimento social e intelectual dessas crianças. Em pesquisa realizada com todas as crianças inscritas no Programa de Orientações a Famílias de Crianças Surdas, no período de 1992 a 1999, no Centro de Estudos e Pesquisas em Reabilitação (Cepre), constatou-se que dos 101 casos que se constituíram no total de inscritos, 38,6% deles tiveram o diagnóstico da surdez realizado até os 18 meses de idade. A surdez da maioria dos casos, ou seja, de 61,4%, foi diagnosticada após os 18 meses de idade. Essa mesma pesquisa ainda apontou que 62,2% dos casos só procuraram atendimento após os dois anos de vida, sendo que 42,4% das crianças chegaram à Instituição após 30 meses de idade (Françozo & Barbalho, 2000).

Outro estudo realizado com 834 famílias residentes em diferentes Estados do país e inscritos no Curso por Correspondência para Pais de Crianças Deficientes Auditivas, desenvolvido pelo Cepre, demonstrou que a maior parte das famílias suspeitou da deficiência nos três primeiros anos de vida da criança (80,5%), visto que 54,3% suspeitaram entre o segundo e terceiro anos de vida e 19,4% somente após o terceiro ano (Lima & Françozo, 1999). É preciso lembrar que a realização do exame e conseqüente confirmação do diagnóstico só acontecerão, muitas vezes, muito tempo depois da suspeita.

Assim, fica claro que o diagnóstico precoce da perda auditiva antes dos três meses e o diagnóstico até os seis meses de idade estão muito longe de serem atingidos. Dessa forma, a implantação de novos protocolos de triagem auditiva neonatal antes da alta hospitalar é uma das medidas que podem agilizar o diagnóstico; minimizando, conseqüentemente, os prejuízos decorrentes do diagnóstico tardio.

Partindo dessa preocupação e seguindo as recomendações sugeridas por várias entidades de fonoaudiologia e pediatria, o Setor de Neonatologia do Departamento de Pediatria da Faculdade de Ciências Médicas da Unicamp, juntamente com profissionais do Cepre, criaram dois protocolos de pesquisa em Triagem Auditiva Neonatal. Adotaram como procedimento as Emissões Otoacústicas para rastrear os recém-nascidos do alojamento conjunto, e a Audiometria de Tronco Encefálico Automática nos recém-nascidos internados na UTI Neonatal, antes da alta hospitalar.

Todos os bebês que falham em qualquer um dos dois procedimentos são encaminhados ao Cepre, onde o diagnóstico será realizado, e nos casos de confirmação da perda auditiva, o processo de reabilitação será iniciado. O primeiro procedimento envolve a orientação à família sobre a perda auditiva, e o modo como essa informação é transmitida, o que pode influenciar diretamente no processo de aceitação. Assim, a melhor maneira e o melhor momento para informar os pais sobre a perda auditiva depende dos procedimentos de cada programa e da população atendida (Luterman, 1999).

Existem várias formas de se avaliar clinicamente a audição de neonatos e crianças pequenas. Os métodos objetivos não dependem da resposta do indivíduo, enquanto na avaliação comportamental observamos a resposta comportamental do indivíduo diante de estímulos auditivos. O processo de avaliação audiológica inicia-se pela anamnese, em que dados de identificação, antecedentes familiares, histórico, evolução clínica, além de dados do desenvolvimento motor, auditivo e de linguagem são obtidos.

A seguir descreveremos os principais métodos de avaliação auditiva.

Métodos para avaliação audiológica

Procedimentos objetivos

Audiometria de Tronco Encefálico (BERA ou ABR)

É um método eletrofisiológico, objetivo, não invasivo que vem assumindo um papel importante na audiologia clínica, na medida em que os potenciais sensoriais evocados estão cada vez mais sendo empregados no diagnóstico diferencial, na estimativa da sensibilidade auditiva, na triagem auditiva em neonatos e no monitoramento intra-operatório.

Consiste no registro da atividade bioelétrica desencadeada por um estímulo sonoro ao longo da via auditiva até o tronco encefálico. Para tal registro, utiliza-se um equipamento eletrônico composto por um computador mediador, gerador de sinal acústico, amplificador e registrador. O estímulo é apresentado por meio de fones TDH39. São utilizados eletrodos de superfície conectados no couro cabeludo e mastóide ou lóbulo da orelha. Esse procedimento permite a captação da atividade proveniente das estruturas que compõem a via auditiva. Geralmente, utiliza-se o estímulo clique para desencadear as respostas elétricas do tronco encefálico por apresentar um espectro amplo de freqüências, que permite a estimulação de um número maior de fibras, embora não permita uma seletividade de freqüências – enfatiza apenas as mais agudas, por volta de 3000 a 6000 Hz.

As respostas evocadas consistem em sete ondas, que podem ser geradas por uma ou mais estruturas ao longo da via auditiva. A classificação dos sítios geradores variam de autor para autor. Uma das classificações mais aceitas é a de Möller et al. (1981), na qual estão descritos os seguintes sítios geradores: Onda I – porção distal ao tronco encefálico do nervo auditivo; onda II – porção proximal ao tronco encefálico do nervo auditivo; onda III – núcleo coclear; onda IV – complexo olivar superior; onda V – lemnisco lateral; onda VI – colículo inferior e onda VII – corpo geniculado medial. A audiometria de tronco encefálico é um potencial de curta latência, por ocorrer de zero a oito milissegundos após a estimulação. As ondas podem ser observadas em intervalos de 1 ms começando a partir de 1,5 ms. Por meio da audiometria de tronco encefálico, pode-se realizar o estudo do limiar eletrofisiológico e pesquisar a integridade da via auditiva, identificando as ondas

I, III e V e verificando os tempos de latência absoluta e os intervalos de ocorrência das ondas (latência interpicos) I-III, III-V e I-V.

As principais aplicações da audiometria de tronco encefálico incluem a testagem da função auditiva em neonatos e em crianças difíceis de serem avaliadas por procedimentos audiológicos de rotina; mensuração objetiva da audição em adultos para fins diagnósticos e legais; avaliação da maturação do sistema auditivo central em crianças; detecção de tumores do nervo acústico; diagnóstico eletrofisiológico topográfico de patologias que afetem a fossa posterior, além da avaliação do grau de coma e morte encefálica.

Emissões otoacústicas

O primeiro pesquisador que observou as emissões otoacústicas foi Kemp (1978). Ele verificou uma liberação de energia sonora na cóclea, que se propaga para a orelha média, até alcançar o meato acústico externo. Esse teste não tem como objetivo quantificar a perda auditiva, mas sim detectar a sua ocorrência, visto que as emissões otoacústicas estão presentes em todas as orelhas funcionalmente normais e deixam de ser observadas quando os limiares auditivos se encontram acima de 20-30 dB NA.

Existem dois tipos de emissões otoacústicas: as emissões otoacústicas espontâneas e as emissões otoacústicas evocadas.

As primeiras são estímulos tonais que naturalmente são emitidos pela cóclea na ausência de estimulação acústica. São detectadas em uma ou mais freqüências discretas em aproximadamente 70% das orelhas normais. Não se tornaram um teste clínico útil.

As emissões otoacústicas evocadas utilizadas clinicamente estão agrupadas em duas formas, com base no tipo de estímulo que é utilizado para medi-las: as emissões otoacústicas transientes (EOAT) e as emissões otoacústicas por produto de distorção (EOAPD).

As emissões otoacústicas transientes (EOAT) são aquelas eliciadas por estímulos breves como cliques. Estão presentes em todas as orelhas de indivíduos com audição normal. De modo geral, em adultos, os níveis de EOATs são maiores, ao redor de 1 a 2 KHz, e diminuem tanto nas freqüências altas como nas baixas.

As emissões otoacústicas por produto de distorção (EOAPD) são evocadas por dois tons puros de longa duração apresentados simultaneamente com freqüências diferentes, porém relacionadas. A maior EOAPD ocorre na freqüência de 2F1-F2, em orelhas com audição normal.

As emissões otoacústicas são medidas objetivas, podendo ser utilizadas em pacientes difíceis de serem testados, pacientes incapazes de se comunicar, ou que pouco colaboram. O procedimento é rápido e preciso, já que é controlado pelo computador. Além disso, exige um tempo pequeno de preparação do paciente, pois não é um teste invasivo e as emissões estão presentes em todas as orelhas normais. Observamos também que são reduzidas ou ausentes em orelhas que apresentam alterações causadas por disfunções da orelha média ou cocleares.

As emissões otoacústicas apresentam inúmeras aplicações clínicas, dentre as quais podemos citar: diagnóstico diferencial da perda auditiva, triagem auditiva, monitoramento da progressão de perda auditiva já estabelecidos ou dos efeitos de tratamentos, avaliação das condições do sistema coclear eferente e identificação da pseudo-hipoacusia.

Medidas de imitância acústica

Constituem um instrumento importante de avaliação de alterações auditivas, principalmente em crianças, tornando-se indispensáveis na bateria audiológica básica, devido à sua rapidez, objetividade e fácil aplicação. A aplicação clínica refere-se sobretudo à identificação precoce das possíveis alterações da orelha média, tão comum em crianças, ao diagnóstico diferencial entre as várias patologias condutivas, à pesquisa do recrutamento nas perdas auditivas neurossensoriais e à avaliação da tuba auditiva.

As medidas de Imitância Acústica são constituídas pela Timpanometria, Complacência Estática e Pesquisa do Reflexo Acústico. A timpanometria avalia a mobilidade da membrana timpânica e as condições funcionais da orelha média. É realizada medindo-se a capacidade que tem a membrana timpânica de refletir um som introduzido no meato acústico externo em resposta a graduais modificações de pressão de ar no mesmo conduto. O timpanograma é o gráfico que revela o grau de mobilidade da orelha média. A classificação dos tipos de gráficos é realizada de acordo com os estudos de Jerger (1972).

A complacência estática é a medida do ponto de máxima complacência do timpanograma. Em orelhas normais esse ponto deverá ser encontrado próximo da pressão zero daPa, podendo ser ligeiramente negativo.

A pesquisa do reflexo acústico consiste na obtenção do menor nível de intensidade de um tom ou ruído capaz de produzir a contração do músculo estapédio. A presença do reflexo acústico da orelha média é um elemento essencial para se considerar normal a orelha média. A ausência do reflexo do músculo do estribo pode significar paralisia do nervo facial, perda auditiva condutiva ou perda neurossensorial severa. Em orelhas normais, espera-se obter os limiares do reflexo até 100 dBNA (Jerger, Oliver & Jenkins, 1987). Pesquisas recentes sugerem que o reflexo acústico está totalmente desenvolvido ao nascimento, e que os limiares do reflexo em neonatos são semelhantes aos limiares do reflexo observados em adultos. Afirmam também que alterações do reflexo em neonatos podem estar relacionadas a acopladores de calibração convencionais, com níveis de pressão sonora mais altos que são desenvolvidos no pequeno meato acústico externo do neonato, além da freqüência do tom de sonda utilizada. O ideal para neonatos parece ser a utilização do tom de sonda maior que 800 Hz (Wilson & Margolis, 1999).

Procedimentos de observação comportamental em crianças de até dois anos

A observação das respostas comportamentais a estímulos acústicos parte do princípio de que um estímulo sonoro produz uma mudança detectável de comportamento na criança (Northern & Downs, 1991). Há vários procedimentos que podem ser utilizados para obter as respostas aos estímulos sonoros apresentados. O procedimento mais adequado para cada criança é selecionado considerando-se a faixa etária em que ela se encontra, assim como o seu nível de desenvolvimento.

A análise adequada das respostas requer por parte do examinador o conhecimento do desenvolvimento auditivo e a experiência em avaliar crianças em diferentes faixas etárias.

Observação das respostas comportamentais a estímulos sonoros

A observação comportamental a estímulos sonoros é um método preferencialmente usado no primeiro ano de vida. Pode ser realizada por meio de sons de espectro amplo e não calibrados, produzidos pelo instrumentos musicais, como: guizo, sino, black-black e agogô (Azevedo, 1991). Esses instrumentos foram selecionados pela autora em função da eficiência para eliciar respostas comportamentais observáveis nessa faixa etária, e por apresentarem níveis de intensidade em torno de 70, 80, 90 e 100 dB, respectivamente. O teste deve ser realizado em campo livre e em ambiente silencioso. Os estímulos devem ser apresentados em ordem crescente de intensidade, no plano lateral, à distância de 20 cm do pavilhão auricular da criança, com dois segundos de duração, mantendo-se 30 segundos entre as apresentações. É considerado um procedimento simples, barato e deve ser aplicado por examinadores experientes e familiarizados com o desenvolvimento auditivo infantil. O tipo de resposta da criança dependerá de sua idade cronológica e de seu estágio de desenvolvimento. As respostas esperadas segundo a faixa etária podem ser observadas no quadro à página 32.

Uma nova tecnologia para avaliação audiológica de lactentes e crianças pequenas é o Sistema Sonar (Lima, Araújo & Araújo, 2002). É constituído de um conjunto de sons complexos de bandas de uma, meia e um terço de oitava, centradas sobre as freqüências classicamente utilizadas em audiometria tonal. Os sons complexos foram obtidos de fontes naturais (instrumentos sonoros) e gravados em *Compact Disc*.

Esse método se diferencia de outros métodos de avaliação comportamental, pois a apresentação de estímulos por meio de CD-player permite que o avaliador saiba de antemão qual intensidade de som ele está oferecendo e em que freqüência aquele determinado som se encontra, além de evitar distorções do som. É possível realizar avaliações mais confiáveis e pesquisas com maior rigor científico, pois a qualidade do som não sofrerá interferências do percussionista, nem da qualidade do som do instrumento que está sendo tocado.

Assim, a utilização do Sistema Sonar possibilita:

- a repetitividade e a normalização do teste;
- a eliminação de erros como estímulo muito forte e/ou respostas decorrentes de harmônicas fora da faixa de freqüência sob avaliação;
- a diminuição de pistas visuais, táteis e olfativas produzidas muitas vezes pelo examinador.

Audiometria com reforço visual

A partir de cinco meses pode-se empregar a audiometria com reforço visual. Realiza-se a pesquisa dos níveis mínimos de respostas para tons modulados (*warble*), nas freqüências de 500, 1000, 2000 e 4000 Hz, por meio do condicionamento estímulo-resposta-reforço visual, conforme proposto por Suzuki & Ogiba (1961) e Liden & Kankkunen (1969). Tal pesquisa pode ser realizada por meio do audiômetro pediátrico, que produz tons modulados nas freqüências 500, 1000, 2000 e 4000 Hz a 80, 60, 40 e 20 dBNA. Os estímulos são apresentados em intensidade decrescente, a 20 cm do pavilhão auricular direito e esquerdo; e a resposta de localização é reforçada acionando-se o estímulo luminoso. O mesmo procedimento pode ser aplicado por estímulos emitidos por audiômetro convencional com saída para caixas acústicas, associado a dispositivos que emitem estímulos visuais. As respostas esperadas, segundo a faixa etária, podem ser observadas no quadro que segue.

Níveis de referência das respostas auditivas de crianças normais

Faixa etária (meses)	Padrão de resposta a sons instrumentais	Nível mínimo de resposta na ARV (tom dBNA)	Padrão de resposta a estímulo verbal	Ocorrência do reflexo cócleo-palpebral (100dB)
0 – 3	Sobressalto Atenção	–	Acalma-se com a voz da mãe	+
3 – 6	Atenção Procura da fonte Localização lateral (D/E)	60 – 80	Procura ou localiza a voz da mãe	+
6 – 9	Localização lateral (D/E) Localização indireta para baixo e para cima	40 – 60	Localiza a voz da mãe e do examinador	+
9 – 13	Localização lateral (D/E) Localização direta para baixo e indireta para cima	20 – 40	Reconhece comandos verbais nível 1 Dá tchau! Joga beijo! Bate palma!	+
13 – 18	Localização lateral (D/E) Localização direta para baixo e direta para cima	20	Reconhece comandos verbais nível 2, 3 Cadê a chupeta! Cadê a mamãe! Cadê o sapato! Cadê o cabelo! Cadê a mão! Cadê o pé!	+

Observação comportamental a estímulos verbais

É uma etapa importante da avaliação, pois pesquisa a reação a sons verbais. Pode-se observar reação a voz familiar em bebês de até seis meses de idade, a detecção da voz, a partir de seis meses e o reconhecimento de comandos verbais, a partir dos nove meses. Os procedimentos de aplicação desses testes, assim como o material a ser utilizado, estão descritos em Azevedo (1997). Os resultados obtidos na avaliação realizada com sons verbais devem ser comparados com os níveis de referência das respostas auditivas de crianças, que também se encontram descritos no quadro anterior (Azevedo, 1993).

Procedimentos de avaliação audiológica em crianças de dois a seis anos

Na faixa etária de dois a seis anos podemos utilizar as técnicas de condicionamento, que são aplicadas por meio de atividades lúdicas.

Técnica do Peep-show

É um exemplo de audiometria lúdica em que, para a obtenção das respostas esperadas, a criança deve associar estímulos sonoros aos visuais. A criança é ensinada a acionar um botão permitindo que um brinquedo comece a funcionar, toda vez que perceber um estímulo sonoro. Os brinquedos mais utilizados são: autorama, trenzinho elétrico e filmes. O examinador controla a movimentação dos brinquedos, de forma que se o paciente acionar o botão sem a presença do estímulo sonoro, o brinquedo não funcionará.

Pode-se realizar a obtenção dos limiares com fones ou em campo livre. Geralmente, pesquisam-se os limiares para as freqüências de 500 Hz, 1000 Hz, 2000 Hz e 4000 Hz.

Audiometria lúdica ou condicionada

A audiometria lúdica envolve a aprendizagem da criança em realizar um ato motor após a apresentação de um estímulo sonoro. A audiometria deve ser realizada por meio de atividades lúdicas que motivem a criança durante a testagem. Geralmente, são usados brinquedos de encaixe e a criança será orientada a colocar o encaixe no tabuleiro toda vez que ouvir o estímulo sonoro. No início o examinador realiza a atividade junto com a criança, até que ela tenha entendido o procedimento. A testagem pode ser realizada em campo livre ou com fones. Com freqüência crianças a partir de três ou quatro anos já aceitam a colocação de fones. Pesquisam-se inicialmente os limiares de 500 Hz a 4000 Hz, e se a criança estiver respondendo bem testa-se 8000 Hz e 250 Hz. Para crianças maiores de seis anos, é comum aplicarmos a técnica de obtenção dos limiares auditivos usada para adultos, ou seja, toda vez que ouvir um apito a criança deverá levantar a mão do lado que ouvir.

Testes com fala

É uma etapa importante da avaliação audiológica, pois nessa fase pesquisamos a habilidade de ouvir, compreender e discriminar a fala. O teste deve ser elaborado com palavras familiares e do vocabulário rotineiro da criança. Podemos pesquisar o limiar de recepção de fala (SRT), em que pesquisamos a menor intensidade em que a criança reconhece 50% dos estímulos. É uma medida importante que tem por objetivo confirmar os limiares tonais obtidos. Outro teste que deve ser realizado é o Índice de Reconhecimento de Fala (IRF). Nesse teste são apresentados 25 vocábulos, dissílabos ou monossílabos, e a criança deve repeti-los da forma que ouvir. Para crianças que se recusam a repetir as palavras ouvidas ou apresentam alterações articulatórias, podemos realizar os testes de fala por meio de ordens simples ou com figuras.

Para o SRT, consideramos compatível quando o resultado encontra-se de 5 a 10 dB acima da média dos limiares tonais das freqüências de 500, 1000 e 2000 Hz. Para o IRF, consideramos normal um Índice de Reconhecimento de Fala maior ou igual a 88% de acertos.

De um modo geral, uma avaliação audiológica básica pressupõe a aplicação de testes com sons verbais, com sons não-verbais, as medidas de Imitância Acústica e quando necessário, deve-se incluir um teste objetivo. Para recém-nascidos, o teste objetivo (Emissões Otoacústicas ou Audiometria de Tronco Encefálico) é imprescindível para o diagnóstico precoce.

A interpretação dos resultados dos testes aplicados envolve a análise conjunta dos dados obtidos. Nenhum dado deve ser considerado isoladamente.

Os dados obtidos na avaliação audiológica básica permitem classificar a alteração auditiva quanto ao tipo e grau da perda. Os critérios utilizados para realizar essas classificações serão descritos a seguir:

Classificação da perda auditiva quanto ao tipo

As perdas auditivas podem ser classificadas em condutivas, neurossensoriais ou mistas (Lopes Filho, 1994).

Perda auditiva condutiva

Causada por uma alteração que ocorre na orelha externa (meato acústico) e/ou média (membrana timpânica, cadeia ossicular, janelas oval e redonda e tuba auditiva). Na avaliação audiológica básica, os limiares tonais por via aérea estão alterados, enquanto por via óssea encontram-se normais. Nesse tipo de perda o Índice de Reconhecimento de Fala está em torno de 100% de acertos.

Perda auditiva neurossensorial

Causadas por alterações que afetam a cóclea e/ou nervo auditivo. As causas que levam a esse tipo de perda são múltiplas e de difícil diagnóstico. Na avaliação audiológica básica, podemos observar limiares auditivos por via aérea e óssea alterados e equivalentes. Portanto, não há *gap* entre eles. O Índice de Reconhecimento de Fala encontra-se alterado, e pior será quanto maior for a perda auditiva.

Perdas auditivas mistas

São perdas auditivas que apresentam características condutivas e neurossensoriais. Encontraremos limiares alterados tanto na via aérea quanto na via óssea, mas não equivalentes, há um *gap* entre eles. Os resultados do Índice de Reconhecimento de Fala são bons, porém prejudicados em relação à audição normal ou à perda condutiva, pela presença do componente neurossensorial.

Classificação da perda auditiva quanto ao grau

Essa classificação é baseada na média dos limiares das freqüências de 500, 1000 e 2000Hz (Silman & Silverman, 1991).

Com base nesse cálculo, devem-se comparar os resultados com os descritos a seguir:

Normal: até 25 dB
Leve: de 26 a 40 dB
Moderada: de 41 a 55 dB
Moderadamente severa: de 56 a 70 dB
Severa: de 71 a 90 dB
Profunda: maior que 91 dB

A classificação de Stach (1998) considera:

Normal: até 10 dB
Mínima: 10 a 25 dB
Leve: de 25 a 40 dB
Moderada: de 40 a 55 dB
Moderadamente severa: de 55 a 70 dB
Severa: 70 a 90 dB
Profunda: maior que 90 dB

Considerações finais

O diagnóstico audiológico é de extrema importância uma vez que norteia os procedimentos de habilitação e reabilitação do indivíduo surdo. Ele deve ser preciso, na medida do possível, e realizado o mais precocemente que se puder. Atualmente, há muitos equipamentos e procedimentos disponíveis. No entanto, cabe ao profissional selecioná-los adequadamente para cada caso e sobretudo analisar conjuntamente todos os resultados obtidos, a fim de concluir o diagnóstico. Assim, quanto mais precoce for realizado o diagnóstico e iniciados os processos de habilitação e reabilitação, melhor será o desempenho intelectual, acadêmico, social e emocional da criança surda.

Esse deve ser o nosso grande desafio!

Referências bibliográficas

AMERICAN ACADEMY OF PEDIATRICS, JOINT COMMITTEE ON INFANT HEARING. 1994 Position Statement. *Pediatrics*, v. 95, p. 152-6, 1995.

AZEVEDO, M. F. Avaliação subjetiva da audição no primeiro ano de vida. *Temas em desenvolvimento*, 1, p. 11-4, 1991.

_____. *Desenvolvimento auditivo de crianças normais e de alto risco: estudo comparativo das respostas comportamentais a estímulos sonoros*. Tese de doutorado, EPM, São Paulo, 1993.

_____. Avaliação audiológica no primeiro ano de vida. In: LOPES FILHO, O. *Tratado de fonoaudiologia*. São Paulo, Roca, 1999, p. 239-83.

COMITÊ NACIONAL DE PEDIATRIA, 1999. Disponível em: <http://www.sbp.com.br/show_item.cfm?id_categoria=24&id_detalhe=520&tipo=S>. Acesso em: 12 set. 2002.

ELSMANN, S.; MATKIN, N.; SABO, M. Early identification of congenital sensorioneural hearing impairment. *Hearing Journal*, 40, n. 9, p. 13-7, 1987.

FRANÇOZO, M. F. C.; BARBALHO, R. S. Abandono do atendimento institucional por parte das famílias de crianças surdas. *Anais*. VII Encontro Nacional de Pesquisadores em Serviço Social, v. II, Brasília, 200, p. 506-14.

GRUPO DE APOIO A TRIAGEM AUDITIVA NEONATAL (Gatanu), 2002. Disponível em: <http://www.gatanu.org/paginas_adicionais/gatanu/metodologias.htm>. Acesso em: 15 set. 2002.

JERGER, J. et al. Studies in impedance audiometry. *Arch Otolaryngol*, 96, p. 13-523, 1972.

JERGER, J; OLIVER, T. A; JENKINS, H. Suprathreshold abnormalities of the stapedius reflex in acoustic tumor: a studies of case reports. *Ear and Hearing*, 8, p. 131-9, 1987.

KEMP, D. T. Stimulated acoustics emissions from within human auditory system. *J. Acoustic Doc. Am.*, 64, n. 9, p. 1386-91, 1978.

LEWIS, D. R. As habilidades auditivas do recém-nascido e a triagem auditiva neonatal. In: ANDRADE, C. R. F. *Fonoaudiologia em berçário normal e de risco*. São Paulo: Lovise, p. 149-68, 1996.

LIMA, M. C. M. P. *Avaliação da fala no período pré-linguístico: uma proposta de detecção de problemas auditivos*. Tese de doutorado. Universidade de Campinas, 1997.

_____; FRANÇOZO, M. F. C. Famílias de crianças deficientes auditivas através do curso de correspondência; Um estudo preliminar sobre seu perfil. *Revista da Faculdade de Ciências Médicas da UNICAMP*, II, n. 1, p. 5-22, 1999.

_____; ARAUJO, A M. L.; ARAUJO, F. C. R. S. *Sistema sonar: sons normalizados para avaliação audiológica*. Carapicuiba: Pró-fono, 2002.

LOPES FILHO, O. Deficiência Auditiva. In: LOPES FILHO, O. & CAMPOS, C. H. *Tratado de otorrinolaringologia*. São Paulo, Roca, 1994.

LIDEN, D. R.; KANKKUNEN, A. A. A visual reinforcement audiometry. *Acta Otolaryngol*, Estocolmo, 67, p. 281, 1961.

LUTERMAN, D. *The young reaf child*. Maryland: York Press, 1999.

MAUK, G. H. et al. The effectiveness of screening programs based on high risk characteristics in early identification of hearing impairment. *Ear Hearing*, v. 12, p. 312-19, 1991.

MOLLER, A. R. et al. Intracranially recorded responses from human auditory nerve: new insights into the origin of brainstem evoked potentials. *Electroencephalography and Clinical Neurophysiology*, 52, p.18-27, 1981.

NAKAMURA, H. Y. et al. Estudo de casos de surdez no Ambulatório de Neurodiagnóstico das Deficiências Sensoriais do HC Unicamp: análise preliminar. In: CONGRESSO BRASILEIRO DE NEUROLOGIA E PSIQUIATRIA INFANTIL, 25, 1999, Rio de Janeiro. *Anais*. Rio de Janeiro, 1999.

_____; LIMA, M. C. M. P.; GONÇALVES, V. M. G. Ambulatório de Neurodiagnóstico da surdez: papel da equipe multidisciplinar. In: LACERDA, C. B. F.; NAKAMURA, H. Y; LIMA, M. C. M. P. *Fonoaudiologia: surdez a abordagem bilíngüe*. São Paulo, Plexus, 2000.

NÓBREGA, M. *Aspectos diagnósticos e etiológicos da deficiência auditiva em crianças e adolescentes*. Dissertação de mestrado, Escola Paulista de Medicina, São Paulo, 1994.

NORTHERN, J. L.; DOWNS, M. P. Behavioral Hearing testing of children. In: _____. *Hearing in Children*. 4. ed. Baltimore: Williams & Wilkins, 1991, p. 139-87.

PAPPAS, D. G. A study of the risk for sensorioneural hearing impairment. *Arch. Otolaryngol-Head and Neck Surgery*, v. 91, p. 41-4, 1993.

SCLIAR-CABRAL, L. *Introdução à psicolingüística*. São Paulo: Ática, 1991.

SILMAN, S. & SILVERMAN, M. A. N. *Auditory diagnosis*. San Diego: Academic Press, 1991.

SILVA, A. A. ; MAUDONNET, O.; PANHOCA, R. A deficiência auditiva na infância. Retrospectiva de 10 anos. *Acta awho*, v. 14, n. 2, p. 72-5, 1995.

STACH, S. *Clinical audiology: introduction of sound*. San Diego: Academic Press, 1998.

SUZUKI, T.; OGIBA, Y. Conditioned orientation audiometry. *Arch. Otolaryngol*, 74, p. 192, 1961.

WEBER, B. A.; DIEFENDORF, A. Triagem auditiva neonatal. In: MUSIEK, F. E.; RINTELMANN, W. F. *Perspectivas atuais em avaliação auditiva*. São Paulo: Manole, 2001. p. 323-41.

WILSON, R. H.; MARGOLIS, R. H. Reflexo acústico. In: MUSIEK, F. E.; RINTELMAN, W. F. *Perspectivas atuais em avaliação auditiva*. Barueri, São Paulo: Manole, 2001, p. 127-61.

YOSHINAGA-ITANO, C. Language of early and later identified children with hearing loss. *Pediatrics*, v. 102, p. 1161-71, 1998.

2

Habilitação Fonoaudiológica da Surdez:

Uma experiência no Cepre/FCM/Unicamp

MARIA CECÍLIA MARCONI PINHEIRO LIMA
HELOISA ARRUDA BOECHAT
LÍGIA MARIA TEGA

A audição permite que a criança adquira conhecimentos pelo desenvolvimento da língua oral, facilitando sua integração na comunidade ouvinte. Portanto, a presença de qualquer alteração auditiva na primeira infância compromete o desenvolvimento da criança como um todo, nos aspectos intelectual, social e cultural; além de comprometer os aspectos lingüísticos, pois existe um período crítico para a aquisição de uma língua (Scliar-Cabral, 1988).

A dificuldade de ouvir os sons do meio impede a criança surda de tomar consciência dos sons que as pessoas fazem e daqueles que elas próprias produzem. Assim, seu balbucio não é tão rico em entonações como o da criança ouvinte, mas como existe a produção de emissões, isso faz com que a família não suspeite dos possíveis problemas auditivos que possam ocorrer na infância. Assim, embora a criança não reaja aos ruídos de seu meio, a família interpreta que, se ela produz sons, é porque pode falar e ouvir normalmente. Isso, naturalmente, contribui para o atraso no diagnóstico da surdez.

A suspeita da surdez ocorre por volta de 12 a 18 meses de idade da criança, quando os pais percebem que a criança não está falando as primeiras palavras.

O diagnóstico tardio ocorre porque a suspeita da deficiência auditiva só aparece quando já há um atraso significativo no desenvolvimento da linguagem por parte da criança. Com o tempo, a criança surda pára de balbuciar e começa a emitir um número cada vez menor de sons.

Por ser um problema não-*visível*, com sintomas e sinais vagos, a deficiência auditiva acaba passando despercebida em um exame clínico de rotina. As razões para tal incluem a falta de familiaridade dos profissionais de saúde com os problemas auditivos, bem como de orientações à mãe durante o pré-natal, e o uso de pistas visuais pelo bebê, que confundem a avaliação das respostas aos sons. Além disso, no Brasil, há a falta de recursos da população para arcar com as despesas de um exame auditivo eletrofisiológico (Bera), longas listas de espera para exames gratuitos e a dificuldade das famílias de se deslocarem de suas cidades para centros urbanos maiores onde esse tipo de exame é oferecido.

Observa-se, portanto, que a detecção da surdez em crianças pequenas é ainda pouco difundida em nosso meio, embora esteja mudando com a prática da aplicação da triagem pelas emissões otoacústicas, o que popularmente vem sendo chamado de "teste da orelhinha".

A habilitação da criança surda

Logo após o diagnóstico da surdez, os pais são encaminhados para um programa de habilitação. A família precisa de orientações sobre seu papel no desenvolvimento da linguagem e das habilidades auditivas da criança, bem como sobre a função dos profissionais da habilitação e da educação de surdos. Isso é fundamental, pois os pais são as primeiras pessoas a estabelecerem uma linguagem com a criança. No caso da criança surda, é necessário que os pais sejam conscientes da sua importância na educação de seu filho.

Em geral, os pais recusam-se a acreditar no diagnóstico, especialmente porque, no caso da surdez, não há uma evidência visível (Luterman, 1979). Quando lhes é apresentada a necessidade de habilitação a longo prazo, alguns pais podem se tornar muito hostis para com os profissionais que diagnosticaram a surdez, já que também não poderão efetuar a cura. Outros pais mostram-se muito práticos e complacentes, assumindo prontamente todas as etapas de habilitação recomendadas. Tal atitude pode, entretanto, encobrir sentimentos que eles se recusam a admitir, mas que aparecerão posteriormente em forma de conflito. As reações dos pais variam de acordo com a sua experiência de vida, educação, fatores socioeconômicos, culturais e religiosos e, naturalmente, suas personalidades. Também depende de seus conhecimentos sobre a possibilidade de a criança ter nascido surda, bem como do fato de a criança poder também apresentar deficiências múltiplas e/ou necessitar de cuidados intensivos.

Um programa de habilitação completo é aquele que responde às necessidades das crianças e de suas famílias. Os pais necessitam de informações sobre a surdez, além de discussões extensivas sobre como se processa o desenvolvimento da linguagem. O esclarecimento dos papéis dos pais e dos profissionais é essencial. É evidente que os pais são as melhores pessoas para ajudar diretamente a criança, por ser o desenvolvimento de linguagem um processo que surge da relação entre eles, que ocorre em situações contextualizadas, no dia-a-dia. O fonoaudiólogo tem uma atuação restrita nas sessões clínicas semanais. Portanto, os pais precisam ser encorajados a aceitar seu papel principal na habilitação da criança.

Aquisição da língua oral

A criança surda deve ter a oportunidade de interação com crianças que usam a fala como meio de comunicação. A exposição à língua oral deve ocorrer de forma freqüente, envolvendo sempre situações contextualizadas, que acompanhem o desenvolvimento cognitivo. Deve ser estimulada a produção de fonemas, palavras e frases e a compreensão da fala pela leitura orofacial.

As horas em que a criança está em atendimento fonoaudiológico ou na escola são importantes, mas o tempo que ela passa em casa, em contato com os familiares, é também essencial para seu desenvolvimento de linguagem. Os pais devem se conscientizar da importância de seu filho ser estimulado diariamente em casa, pois é disso que depende em grande parte o seu progresso.

No Cepre, o trabalho com crianças surdas envolve, primeiro, o aprendizado da Língua Brasileira de Sinais (Libras) como base lingüística para a aquisição da língua oral.

Adaptação das próteses auditivas

É um processo bastante complexo, que vai ocorrer durante a habilitação da criança. A escolha da potência das próteses auditivas depende do grau e do tipo da perda auditiva. As próteses possuem componentes que captam as vibrações de onda sonora e as transformam em sinais elétricos. São miniamplificadores, não substituem a função do ouvido.

O objetivo da adaptação das próteses é o de estimular a audição residual da criança. Se a perda auditiva for severa ou profunda, a criança terá condições, com as próteses, de perceber os componentes acústicos da fala. Se a perda de audição for moderada ou leve, a criança vai ser capaz de ouvir sons como as vogais e consoantes mais graves do tipo: /m/, /d/, /b/ etc. A dificuldade maior será para ouvir os sons fricativos do tipo: /f/, /v/, /s/, /z/ etc.

O sucesso na utilização das próteses pela criança está freqüentemente relacionado à atitude dos pais, pois elas tornam a surdez visível. É necessário que a família as aceite para a criança também aceitá-las. Portanto, a responsabilidade do fonoaudiólogo é, também, a de assegurar suporte emocional e educacional às famílias.

Trabalho auditivo

As crianças surdas têm audição residual. O trabalho com as habilidades auditivas possibilita à criança fazer o maior uso possível desse resíduo auditivo. Se não for adequado, essa audição utilizável se torna inútil. Ninguém a não ser a família, em casa, pode propiciar a constante prática em ouvir, o constante ambiente sonoro que é essencial.

Durante as atividades do dia-a-dia, os pais deverão adquirir o costume de chamar a atenção da criança para o mundo sonoro. Podem-se utilizar instrumentos e brinquedos que produzam ruídos. Deve-se sempre apresentar o ruído com o objeto correspondente, inclusive para os sons ambientais: batidas na porta, campainha, liquidificador, panela de pressão, batedeira de bolo, rádio, televisão, descarga de banheiro, ruídos de objetos que caem, martelo batendo prego na parede etc. Deve-se sempre ser indicada a presença ou a ausência de sons. No trabalho auditivo, a criança deve reconhecer os sons produzidos pelas pessoas por meio da fala, deve monitorar a própria voz em termos de padrões de timbre, duração, intensidade e entonação; e desenvolver a percepção auditiva, que compreende a consciência, a localização e a compreensão dos sons.

Deve-se levar a criança a realizar passeios, falar sempre próximo ao microfone das próteses ou de frente para a criança, para favorecer a percepção do som. Usar entonação rica, com bastante expressão facial, chamando-a sempre pelo nome. Deve-se também estimular a criança com a voz do pai (por ser mais grave) e falar normalmente com ela, verbalizando ações e situações.

Exposição à Língua de Sinais

A Língua de Sinais é uma língua visuogestual, criada pela comunidade de surdos. Ela é composta de movimentos e formatos específicos de mãos, braços, olhos, face, cabeça e postura corporal, que combinados fornecem as características gramaticais necessárias para a formação de uma língua (fonológicas, sintáticas, semânticas e pragmáticas). É o meio natural de comunicação entre os surdos, e a criança deve ser exposta a ela o mais cedo possível por meio do contato com adulto surdo fluente em situações significativas e contextualizadas.

A Língua de Sinais é a única língua que permite à pessoa surda aceder a todas as características lingüísticas da fala. A Língua de Sinais é, portanto, indispensável à inserção da criança surda no fluxo natural da linguagem, por depender de um canal de transmissão acessível (visual-espacial) ao surdo.

A habilitação de crianças mais velhas

No Cepre, a partir dos sete anos de idade, a criança surda inicia suas atividades no Programa de Escolaridade para surdos, cuja motivação é a necessidade de se trabalhar para melhor entender o desempenho do indivíduo surdo nas habilidades de leitura e escrita.

Em geral, a população atendida compreende uma média de 28 crianças, adolescentes e adultos surdos, nas idades entre sete e 18 anos, matriculados no ensino regular. A equipe envolvida consta de pedagogas, fonoaudiólogas, lingüista, assistente social, psicóloga, nutricionista e enfermeira. O atendimento do aluno ocorre três vezes por semana, no período contrário ao da escola, ou seja: 1) trabalho em grupo duas vezes por semana com atividades pedagógicas e uma vez por semana com atividades fonoaudiológicas; e 2) trabalho individual, uma vez por semana, com atendimento fonoaudiológico. Há também integração com a comunidade, com visitas sistemáticas às escolas e reuniões mensais com os professores da rede pública de ensino, no Cepre.

Na área fonoaudiológica, os alunos iniciam as atividades com uma avaliação inicial de linguagem (Anexo 1), em que se observa a história audiológica da criança, o domínio da produção da língua oral nos aspectos de articulação, voz e fluência. Observam-se os aspectos do sistema motor oral e a compreensão da língua oral pela leitura orofacial. Além disso, procura-se avaliar a compreensão e emissão da Língua de Sinais, e a compreensão e emissão da língua escrita (leitura e escrita).

No atendimento fonoaudiológico, estimula-se a compreensão da língua oral pela leitura orofacial, sempre realizada em atividades contextualizadas, abordando temas trabalhados na pedagogia, tais como a leitura de textos pelo fonoaudiólogo, com a escolha de palavras-chave, sempre com o auxílio da Língua de Sinais para garantir a compreensão do vocabulário.

Quanto à questão da estimulação da língua oral, propõe-se o aprimoramento da fala, despertando no aluno surdo a importância do seu uso, favorecendo a produção dos sons vocálicos e consonantais, a conversa espontânea, o trabalho com fonemas específicos e com ampliação de vocabulário.

No que se relaciona ao trabalho com a voz, propõe-se favorecer a melhoria do uso da respiração, trabalhar a intensidade da voz, adequar a freqüência fundamental e o ritmo de fala. Se necessário, são realizadas atividades relacionadas ao aperfeiçoamento do sistema motor oral.

O trabalho com o grupo de mães é realizado uma vez ao mês, para esclarecimento de dúvidas e orientações quanto ao trabalho fonoaudiológico, sendo abordados temas propostos pelo próprio grupo, como: implante coclear, próteses auditivas, leitura labial, aprimoramento da fala etc.

Considerações finais

A natureza do programa de habilitação a longo prazo deve ser conhecida pelos profissionais e pelos pais. A participação da família é essencial nesse processo, principalmente na compreensão da importância de o indivíduo surdo ter uma condição lingüística particular, sendo necessária a exposição, desde muito cedo, da Língua de Sinais.

Para desenvolver o seu potencial máximo, uma criança surda (mesmo aquela com perda moderada) vai requerer uma intervenção especial ao longo de toda a sua vida escolar. A natureza e a quantidade de serviços de apoio necessários podem variar de tempos em tempos, e de crianças para crianças. Os pais devem continuar a ter acesso ao serviço de aconselhamento e necessitarão, continuamente, ampliar seu conhecimento nas áreas que se relacionam com a surdez de seu filho.

Referências bibliográficas

FRANÇOZO, M. F. C.; BARBALHO, R. S. Abandono do atendimento institucional por parte de famílias de crianças surdas. *Anais.* VII Encontro Nacional de Pesquisadores em Serviço Social, v. II, Brasília. ABEPSS, p. 506-14, 2000.

LIMA, M. C. M. P.; FRANÇOZO, M. F. C. Famílias de crianças deficientes auditivas através do curso por correspondência: um estudo preliminar sobre seu perfil. *Revista da Faculdade de Ciências Médicas.* Campinas, Unicamp, v. VII, 1, p. 5-22, 1999.

LUTERMAN, D. *Counseling parents of hearing impaired children.* Boston: Little, Brown & Company, 1979.

SCLIAR-CABRAL, L. Semelhanças e diferenças entre a aquisição das primeiras línguas e a aquisição sistemática de segunda língua. In: BOHN, M.; VABDRESEN, P. *Tópicos de lingüística aplicada: o ensino de línguas estrangeiras.* Florianópolis: UFSC, p. 40-9, 1988.

Anexo I

Avaliação fonoaudiológica inicial/Cepre/FCM Unicamp

I – ENTREVISTA:

Nome: _____
D.N.: _____ Idade atual: _____
Escola: _____ Série: _____
Data da triagem: _____
Encaminhado por: _____
Queixa: _____
Dados relevantes da história: _____

Informante (nome/parentesco): _____

História Audiológica:
Usa prótese auditiva? _____ Orelha (s): _____
Usa a prótese auditiva por quanto tempo? _____
Marca: _____ Modelo: _____
Dificuldades com a prótese? _____
Tipo de perda auditiva: _____
Apresentou exame audiológico? _____

Anotações de alguns aspectos da comunicação entre o(a) informante e o usuário, percebidos ocasionalmente na entrevista _____

II – COMUNICAÇÃO:

Língua oral:
(   ) Emite palavras (observação em atividade livre e com apresentação de gravuras)
(   ) Fluência na emissão oral (observação em atividade livre)
(   ) Apresenta dificuldade fonética
(   ) Apresenta dificuldade fonológica

Língua de Sinais:
( ) Fluência na Língua de Sinais

Pragmática:

Língua de Sinais:
( ) Foge do tema
( ) Mantém o tema

Língua Portuguesa:
( ) Foge do tema
( ) Mantém o tema

Anotações: _____

Leitura Orofacial (LOF):
( ) Sem pista cinestésica
( ) Com pista cinestésica
( ) Sem uso da prótese auditiva
( ) Com uso da prótese auditiva
( ) LOF de palavras mais comuns sem apoio de sinais (casa, banheiro, mamãe, bola, carro, escola, professor, dentre outras)
( ) LOF de palavras menos comuns sem apoio de sinais (retirar de algum texto)
( ) LOF de frases simples
( ) LOF de um pequeno texto

Anotações: _____

Fluência:
III – VOZ:

Respiração:
( ) Nasal   ( ) Bucal   ( ) Mista

Articulação:
( ) Distorção   ( ) Travada   ( ) Imprecisa

Foco de Ressonância:
( ) Hipernasalidade ( ) Hiponasalidade ( ) Ressonância laringofaríngea

Intensidade Vocal:
( ) Forte ( ) Fraca

Qualidade Vocal:
( ) Soprosa ( ) Tensa ( ) Gutural ( ) Infantilizada

IV – SISTEMA MOTOR ORAL

V – ASPECTOS COGNITIVOS

VI – COMUNICAÇÃO GRÁFICA:

Leitura:
( ) Oral
( ) Silenciosa
( ) Lê o próprio nome
( ) Lê vogais
( ) Lê sílabas simples ou complexas
( ) Lê palavras
( ) Lê frases
( ) Lê pequenos textos
( ) Utiliza sinais enquanto lê
( ) Compreende o que leu – interpretação de palavras, frases e textos
( ) Apresenta leitura silabada
( ) Apresenta leitura lenta
( ) Apresenta leitura fluente

*Anotações:*_____
_____

Escrita:
( ) Escreve letras
( ) Escreve sílabas

( ) Escreve palavras
( ) Escreve seu nome
( ) Escreve frases
( ) Produz texto próprio sem coerência
( ) Produz texto próprio com coerência
( ) Relaciona a escrita com a oralidade
( ) Relaciona a escrita com Língua de Sinais
( ) Relaciona a escrita com alfabeto digital
( ) Sabe o que quer escrever em Língua de Sinais mas não conhece a palavra escrita
( ) Solicita ajuda do examinador para sua produção gráfica
( ) Disgrafia

Nível de escrita:
( ) pré-silábico ( ) silábico
( ) silábico-alfabético ( ) alfabético

Anotações: _____

_____

VII – CONDUTA:

( ) Orientação aos pais
( ) Encaminhamento para atendimento fonoaudiológico
( ) Outra(s)

Aceite da conduta: ( ) Sim ( ) Não
Observações: _____

Fonoaudiólogo(a) responsável

Parte II

Surdez: Comunidade e Família

3

"Comunidade Surda":
As demandas identitárias no campo dos direitos, da inclusão e da participação social

SAMIRA KAUCHAKJE

Este trabalho tem como tema central a demanda pelo direito à diferença no sentido da construção de identidades e da inclusão de grupos sociais minoritários ou dos segmentos marginalizados (mulheres, homossexuais, idosos, negros, índios, pessoas com deficiência visual, surdos, entre outros). O interesse pelo tema é suscitado pelo debate acadêmico sobre a sociedade inclusiva que, muitas vezes, privilegia os estudos sobre o direito à diferença, mesmo num país como o Brasil, no qual os direitos que fazem referência à igualdade, como os direitos à educação, à saúde, à habitação, à alimentação e ao trabalho, não lograram ser garantidos no cotidiano da vida e das relações sociais. Para a maioria das pessoas dos grupos minoritários cuja situação social é configurada pela pobreza, pela privação ou pela ineficácia no atendimento dos direitos sociais, a exclusão baseada na desigualdade social pode sobrepor-se, agravando e aprofundando outras exclusões fundamentadas na diferença.

Aqui a ênfase será dada às demandas identitárias da comunidade surda. Compreendendo identidade com Castells (1999: 22) como "fonte de significado e experiência". Identidade como "o processo de construção de significado com base em um atributo cultural, ou ainda um conjunto de atributos culturais inter-relacionados, o(s) qual(ais) prevalece(m) sobre outras fontes de significado. A construção da identidade dos surdos passa pela mudança de paradigma da deficiência para o de minoria lingüística e cultural.

Propõe-se este trabalho a trazer elementos que possam favorecer a compreensão da demanda identitária dos surdos relacionando-a ao campo dos direitos e da inclusão social. Para tanto, a necessidade de fazer relações e trazer elementos. As discussões estarão insertas no interior de questões que dizem respeito a um grupo social específico – o das pessoas com deficiência – e às minorias de forma geral.

Pessoas com necessidades específicas no contexto social brasileiro

Algumas definições sobre necessidades específicas

O termo "com necessidades específicas", apesar de não ser auto-esclarecedor (afinal, todas pessoas consideradas individualmente, ou em referência a alguma forma de coletivo, apresentam necessidades específicas), será utilizado neste item do trabalho para denominar o grupo social comumente referido como pessoas com deficiência, e também os surdos. A busca por uma terminologia, que ao mesmo tempo não seja discriminatória e possa atender às demandas pela construção de identidade desse grupo social, é objeto de discussões em andamento.

A Organização das Nações Unidas estima que 10% da população mundial possui alguma deficiência, porcentagem que é assim distribuída: deficiência mental 5,0%; física 2,0%; auditiva 1,5%; visual 0,5%; múltipla 1,0% (Corde, 1996). No entanto, esses números servem apenas como uma referência introdutória sobre a dimensão das questões sociais e humanas que os envolvem, ainda mais quando se sabe que em países com baixo índice de desenvolvimento humano esses números são maiores, acarretados por fatores como violência urbana, desnutrição e pouca eficácia na prevenção e no atendimento à saúde.

A Organização Mundial da Saúde (ONU, 1989) distingue entre deficiência, incapacidade e desvantagem.

Deficiência "diz respeito exclusivamente a alterações do corpo ou da aparência física, de órgãos ou função. As diminuições de desempenho e atividade funcional são qualificadas como incapacidade[...]" (Almeida, 2000: 26).

A *incapacidade* pode surgir como conseqüência direta da deficiência ou como resposta do indivíduo – sobretudo psicológica – as deficiências físicas, sensoriais ou outras. A incapacidade representa a objetivação de uma deficiência [...].

A *desvantagem* é conseqüente a uma deficiência ou à incapacidade que limita ou impede o desempenho de uma atividade considerada normal para um indivíduo. [...] A desvantagem ocorre em função da relação entre as pessoas com deficiência e seu ambiente, e se produz quando estas pessoas enfrentam barreiras culturais, físicas ou sociais que lhes impedem o acesso aos diversos sistemas da sociedade, que estão à disposição dos demais cidadãos. A desvantagem é, portanto, a perda ou limitação das oportunidades de participar da vida em comunidade, em igualdade de condições com as demais pessoas. (Rezende, 2001: 17-8)

A desvantagem tem um forte, embora não único, determinante social, e requer ações e políticas para a mudança de atitudes, valores e implementações das condições para sua superação, no sentido de "um projeto de eliminações dos processos sociais que tornam as diferenças [...], fatores de restrição à participação social". Isto é, a eliminação de barreiras arquitetônicas, barreiras atitudinais, existência de mecanismos compensatórios – equiparação de oportunidades – enfim, a "eliminação de fatores ambientais e relacionais configurados como barreiras à participação social desse grupo". No entanto, em nosso país, essas ações e políticas são muito incipientes, o que acarreta às pessoas com necessidades especiais, "como conseqüência quase sempre inevitável, algum grau de ruptura com a vida social" (Almeida, 2000: 2 e 12).

Legislação social brasileira

Nos livros e manuais tais como Araújo (1994), Assis & Pussoli (1992) e Kauchakje (1997), encontramos uma série de artigos constitucionais e leis que garantem direitos às pessoas com necessidades específicas e, embora estes sejam sobejamente conhecidos e de fácil acesso, vale destacar os seguintes artigos da Constituição de 1988:

Art. 1º Trata do exercício da cidadania e da dignidade da pessoa humana.

Art. 3º Promoção de todos sem discriminação.

Art. 5º Direito à vida e penalidade às discriminações.

Art. 7º Trata da igualdade de direitos no trabalho (proibição de qualquer discriminação no tocante a salário e critério de admissão do trabalhador portador de deficiência).

Art. 203 Discorre sobre a assistência social, habilitação, reabilitação.

Art. 205 A educação como direito de todos e dever do Estado e da família.

Art. 208. Assegura o atendimento educacional especializado aos portadores de deficiência, preferencialmente na rede regular de ensino.

No artigo 227 lê-se que:

"É dever da família, da sociedade e do Estado assegurar à criança e ao adolescente, com absoluta prioridade, o direito à vida, à saúde, à alimentação, à educação, ao lazer, à profissionalização, à cultura, à dignidade, ao respeito, à liberdade e à convivência familiar e comunitária, além de colocá-los a salvo de toda forma de negligência, discriminação, exploração, violência, crueldade e opressão."

Finalmente, o artigo 244 diz:

"A lei disporá sobre a adaptação dos logradouros, dos edifícios de uso público e dos veículos de transporte coletivo atualmente existentes a fim de garantir acesso adequado às pessoas portadoras de deficiência [...]".

Também valem ser destacadas algumas leis que regulamentam tais artigos:

A Lei n. 7853 de 1989 afirmará que constitui crime negar, sem justa causa, a alguém por motivos derivados de sua deficiência, emprego ou trabalho.

Lei n. 8213 de 1991: trata da readaptação profissional e reserva de mercado.

Lei n. 8212 de 1991: a assistência social é a política social que provê o atendimento das necessidades básicas, traduzidas em proteção à família, à maternidade, à infância, à adolescência, à velhice e à pessoa portadora de deficiência, independentemente da contribuição à seguridade social.

Lei 7853 de 1989: constitui crime recusar, suspender, cancelar ou fazer cessar, sem justa causa, a inscrição de aluno em estabelecimento de ensino de qualquer curso ou grau, público ou privado, por motivos derivados da deficiência que porta.

Cabe ressaltar que apesar dos artigos constitucionais e legislação específica, ocorreram escassas alterações nas "dificuldades de acesso que impedem que grande parte desse segmento da população tenha suas necessidades assistidas". As "desvantagens sociais dos portadores de deficiência, espalhadas pelos mais diferentes setores da vida social, do trabalho às relações afetivas, aprofundam-se a despeito das conquistas verificadas no campo da institucionalidade jurídico-constitucional" (Almeida, 2000: 2 e 175).

A Constituição de 1988 é até prolixa com relação aos direitos desse grupo social (Araújo, 1994), relatando que não bastaria apenas afirmar o preceito da igualdade e da não-discriminação baseada em alguma diferença, nem a regulamentação em leis, nem mesmo a implementação de políticas públicas pontuais para que fossem cumpridos. Porque o distanciamento entre a inscrição na legislação e a realidade social está fundamentado, fortemente, nos valores, na mentalidade e na tradição de nossas relações autoritárias e excludentes.

A idéia de que "o reconhecimento formal de direitos pelo Estado encerra a luta pela cidadania é um equívoco que subestima tanto o espaço da sociedade civil como arena política, como o enraizamento do autoritarismo social" (Dagnino, 1994: 109). Esse traço autoritário perpassa

[...] todas as esferas da vida social (da família ao Estado, passando pelas relações de trabalho, pela escola, pela cultura). Vivemos numa sociedade verticalizada e hierarquizada (embora não o percebamos) na qual as relações sociais são sempre realizadas ou sob a forma da cumplicidade (quando os sujeitos sociais se reconhecem como iguais), ou sob a forma do mando e da obediência entre um superior e um inferior (quando sujeitos sociais são percebidos como diferentes, a diferença não sendo vista como assimetria, mas como desigualdade). (Chauí, 1994: 27)

Nesse sentido, embora a inscrição em leis e a implementação de políticas seja o resultado almejado pelos movimentos sociais que demandam direitos, isso não é suficiente, pois a garantia do seu exercício e sua efetividade reside, principalmente, na mudança de valores e atitudes. Existindo essa mudança, quando direitos já garantidos são desrespeitados, há forte possibilidade de mobilizações para sua retomada e, ao contrário, mesmo quando eles ainda não estão institucionalizados, pode haver seu exercício no cotidiano e sua posterior inscrição em leis passa a ser o espelho da vida social.

A esse respeito, Dagnino (1994: 108) chama a atenção para o que denomina "cultura de direitos", numa revisão das práticas sociais enraizadas na sociedade brasileira, "a nova cidadania requer [...] a constituição de sujeitos sociais ativos, definindo o que eles consideram ser os seus direitos e lutando pelo seu reconhecimento. Nesse sentido, ela é uma estratégia dos não-cidadãos, dos excluídos, uma cidadania 'de baixo para cima'".

O atual cenário social brasileiro e a cidadania dos grupos sociais minoritários

Numa sociedade em que há acentuada desigualdade social, os direitos das pessoas que fazem parte das minorias, tais como os surdos, tendem a ser reiteradamente desrespeitados. A desigualdade social potencializa outras formas de injustiça social, como as baseadas na diferença.

As denominadas minorias (mulheres, homossexuais, surdos, pessoas com deficiência visual, cadeirantes, negros, índios, idosos, crianças, entre tantos outros recortes e cruzamentos das categorias de gênero, etnia, geração) assim são consideradas porque trazem inscrito nos corpos algum atributo identificado como diferente e/ou porque não expressam ou não fazem parte dos grupos detentores de poder, embora possam manifestar, por meio de sua organização, o poder social.

Acerca desse entendimento sobre as minorias é de grande ajuda recorrer a autores como Umberto Eco: "Todas as formas de racismo e de exclusão constituem, em última análise, maneiras de negar o corpo do outro. Poderíamos fazer uma releitura de toda a história da ética sob o ângulo dos direitos dos corpos, e das relações de nosso corpo com o mundo" (apud Cohen & Duarte, 1995). E também a Bobbio (1996) que ensina que numa sociedade existem três poderes interagindo de diversas formas: o poder do uso da força e da coerção, consistindo no poder político; o poder das riquezas, configurado como o poder econômico; e o poder ideológico, cujos detentores tradicionais são a Igreja e as instituições escolares, e mais recentemente, a mídia. Mas, a estes, poderíamos acrescentar outro poder, o poder social, como próprio da sociedade civil organizada mediante movimentos e organizações sociais e grupos de interesse.

No Brasil, denominado, sem exagero, "monumento de injustiça social" (Hobsbawn, 1995: 397), a extrema desigualdade social é, ao mesmo tempo, "causa e conseqüência de seus problemas fundamentais" (Touraine, 1999) o que constitui, como expresso por Telles (1999: 8) a "privação de direitos e a tragédia social brasileira". Entre nós, os direitos são muito mais figuras de retórica que presença no cotidiano, existindo uma naturalização das injustiças sociais, em que a pobreza e a miséria parecem fazer parte da paisagem (Telles, 1999). Nesse cenário, as minorias têm a experiência cotidiana dessa realidade que se concretiza nas diversas formas e facetas da exclusão.

Esse quadro é acentuado pela implementação das propostas baseadas no neoliberalismo, a despeito de o Brasil ser um país de um Estado mínimo histórico (Sposati, 1988). O neoliberalismo pode ser interpretado como "modelo de civilização assente na intensificação dramática da desigualdade nas relações sociais" (Santos, 2001), que preconiza a privatização "pelo deslocamento da produção e/ou distribuição de bens e serviços públicos para o setor privado não lucrativo, composto por associações de filantropia e organizações comunitárias, ou as novas formas de organizações não-governamentais" (Draibe, 1991: 97).

Esse mecanismo em que a própria sociedade assume uma parcela das responsabilidades sociais do Estado, por um lado, acarreta o risco de despolitização dos espaços públicos, por outro, traz possibilidades para a sociedade civil ganhar maior força política, e novos contornos para a cidadania podem ser gestados.

De fato, nos anos de 1990, a sociedade civil ganhou maior visibilidade, principalmente pelas ações em rede de movimentos sociais e da ação de organizações não-governamentais, as quais adotaram a noção de parceria e passaram a demandar recursos para a implementação de projetos sociais em torno da questão das desigualdades e exclusões que, de forma circular, agravaram-se com as próprias políticas orientadas pela ideologia neoliberal que alimenta a noção e o deslocamento de recursos e de financiamentos.

Os novos contornos da cidadania podem ser percebidos pelas reivindicações de movimentos sociais ligados a questões de gênero, étnicas, etárias, de identidades e necessidades específicas, que combinam o direito à diferença e à igualdade, e inter-relacionam demandas pela conquista de legitimidade das culturas e dos modos de vida locais, com demandas regionais e globais.

Atitudes em relação à diferença e a compreensão da inclusão como exercício de direitos

Formas de convivência social com a diferença

As atitudes em relação à diferença e aos grupos sociais minoritários são tão diversas quanto as sociedades ao longo da história – entre si, e no seu interior. No entanto, como tipo ideal no sentido weberiano, podemos observar três formas de convivência social com relação às minorias, ou em relação aos considerados diferentes (cor da pele; ancestrais, camada, classe social ou casta; sexo ou opção sexual; idade; deficiência; língua materna, cultura ou etnia, por exemplo): *exclusão* pela morte, pelo abandono (o que, não raro, pode significar uma condenação à morte) e pelo encarceramento ou pela institucionalização; *convivência regulada*, pela produção de espaços específicos, em separado, para determinados grupos sociais, tais como ruas, ônibus, escolas ou classes especiais, bairros etc. reservados e obrigatoriamente exclusivos para eles; ou, também, pela concessão às minorias do acesso às políticas (de saúde e educação, por exemplo) e aos espaços públicos, porém, de maneira estigmatizante e calcado na discriminação; *inclusão*, entendida como um movimento dinâmico e permanente que reconhece a diversidade humana e tem como fundamento o direito à igualdade na participação, na configuração e na construção do espaço social.

Inclusão social como exercício de direitos

A noção de inclusão está ligada ao direito à igualdade que, desde o século XVIII, baliza as lutas sociais e um ideal político e de sociabilidade fundado nas relações democráticas e/ou igualitárias. É somente a partir de meados do século XX que ocorre a guinada, trazida, em especial, pelos novos movimentos sociais, que vincula os movimentos pela inclusão ao direito à diferença. Ora, como veremos adiante, isso é uma grande e problemática novidade, pois a afirmação da diferença até então tinha mais afinidade com ações e ideais conservadores que mantêm desigualdades e exclusões, e anulam ou restringem as possibilidades de relações políticas e sociais democráticas.

Essa guinada provoca mudanças, inclusive no sentido da democracia, atualmente "é preciso desenvolver a idéia de que a democracia não é só um regime político, mas é um regime de vida" (Ribeiro, 2000).

Para os grupos minoritários, em particular os surdos, a inclusão diz respeito ao exercício de direitos, tais como o do acesso à cidade, aos equipamentos de educação, ao trabalho, à assistência e previdência social, à saúde, ao lazer e à cultura. Sobretudo, diz respeito não apenas à participação no cenário social já dado (instituições, estruturas de poder, cultura etc.), mas sim à participação na sua (re)configuração e (re)construção para que novos direitos relativos à diversidade sejam incorporados.

Os direitos como conquistas sociais

É importante retomar a idéia da "cultura de direitos" mencionada anteriormente e "não perder de vista os direitos como formação e produtos históricos. Os direitos são históricos porque estão invariavelmente relacionados a certas circunstâncias e respondem a aspirações concretas de homens e mulheres como membros de uma determinada sociedade" (Valadão, 1997: 10).

Um dos principais protagonistas na formulação e na demanda por direitos são os movimentos sociais, fenômenos centrais e que estão no cerne da vida social (Castells, 1983). Isto é, esses movimentos são considerados o lugar privilegiado no qual "novos direitos vão sendo propostos e conquistados e o cumprimento dos direitos estabelecidos vai sendo exigido, no plano das garantias individuais, dos direitos coletivos (associativistas), das conquistas sociais, dos direitos de 'terceira geração'" (Sherer-Warren, 1999: 38).

A história das lutas por direitos vai tanto na direção de sua ampliação (mais direitos, novos direitos), aprofundamento (garantias e condições mais efetivas), como de sua abrangência e universalização (inclusão de mais pessoas e grupos sociais no exercício daqueles). Uma divisão e cronologia bastante utilizada e discutida sobre esse processo (Marshall, 1967; Bobbio, 1992) considera que: os direitos civis, cujo marco é o século XVIII, são os direitos individuais e dizem respeito à liberdade pessoal, de pensamento, de religião e à liberdade econômica; os direitos políticos, consagrados no século XIX, se referem à liberdade de associação em partidos e aos direitos eleitorais; os direitos sociais, em grande parte um legado da primeira metade do século XX, estão voltados à coletividade e são basicamente os direitos à educação, à saúde, à habitação, ao trabalho e à alimentação; os direitos contemporâneos ou de terceira e quarta geração, que, a partir de meados do século XX, são parte das demandas dos novos movimentos sociais com referência ao gênero, à faixa etária, às etnias, ao meio ambiente, à diversidade e à diferenças culturais e identitárias (o caso dos surdos, como grupo social, se auto-identificando como minoria lingüística e reivindicando o reconhecimento de uma cultura particular), entre outras.

Interessante notar que os primeiros direitos fazem referência à noção da igualdade e o último, à diferença.

A articulação dos direitos à igualdade e à diferença com os processos de inclusão e exclusão sociais

Direito à igualdade e inclusão/exclusão

A noção e as práticas baseadas na igualdade fundamentam as regras de sociabilidade e o princípio de civilidade nas relações societárias. O direito à igualdade supõe que as demandas e necessidades, a língua, o modo de ser e de se expressar da cada um (individualmente ou como grupo social) têm legitimidade e igual lugar no cenário social. Daí o vínculo do direito à igualdade com os movimentos por sociedades inclusivas.

Por sua vez, uma sociedade calcada na igualdade entendida como homogeneização é excludente tanto no sentido de poder vir a excluir os considerados diferentes como no sentido de coibir a manifestação das diferenças.

A noção da igualdade, como princípio de civilidade e como fundamento de direitos, é diametralmente oposta à idéia de igualdade como homogeneização e como não-reconhecimento de identidades, culturas ou necessidades específicas. Ao contrário de supor a relação autoritariamente harmoniosa entre iguais, a igualdade como direito supõe os conflitos entre indivíduos e grupos sociais diferentes, que podem se expressar, participar e trazer novas configurações na vida social, porque têm garantido aquele direito. Todavia, isso tem limite, pois, para que o próprio princípio da igualdade possa existir, são interditadas as expressões que o negam (como o nazismo, por exemplo).

Direito à diferença e inclusão/exclusão

O direito à diferença também apresenta uma duplicidade de enfoque. No enfoque que o aproxima das demandas dos novos movimentos sociais, adquire o sentido do reconhecimento e respeito às singularidades e identidades, como contraponto à intolerância e para além da tolerância, pois supõe convivência e inter-relações importantes. E aqui se estabelece o vínculo com os movimentos pela inclusão.

Ressalta-se o sentido que vai além da tolerância, porque o contrário da intolerância não é a tolerância, mas o respeito e o reconhecimento do outro (Talbi, 2000: 55) e, também, porque "a tolerância tem limites para além dos quais [...] torna-se culpada de indiferença, de justificativa de passividade e de cumplicidade ante o intolerável" (Perrot, 2000: 111). Tal qual na questão da igualdade, no direito à diferença há o limite de não-tolerância às expressões que negam ou impedem a vida ou as manifestações e a participação de outros grupos sociais.

Em outro enfoque, a ênfase acentuada na diferença pode reforçar a prática e o pensamento conservadores que vêem diferenças como desigualdades e, num mesmo movimento "parte da certeza sobre a diferença" e rejeitam os considerados diferentes (Pierucci, 1990: 12). A afirmação da diferença pode vir a favorecer discriminações e atitudes de estranhamento e separação com relação ao outro, favorecendo a formação de mentalidade e sociedades excludentes. E a história mostra que a afirmação da diferença em relação ao outro até o limite no qual não há possibilidade de reconhecimento de alguma igualdade, ao menos formal, de direitos, traz uma realidade trágica.

Atualmente esta "obsessão pela diferença" (Pierucci, 1990: 12) é favorecida por uma reação ao processo de globalização pelo ressurgimento e fortalecimento de movimentos com cores de heterofobia, racismo e nacionalismo exacerbados. Também é favorecida pelas demandas dos movimentos, tais como dos homossexuais, das feministas, dos negros e dos surdos, pelo reconhecimento de identidades e culturas específicas.

Uma das conseqüências desse processo é o que poderíamos chamar de "guetização" das minorias, engendrada não apenas pela exclusão provocada "de cima para baixo" pelos grupos e pelas relações sociais dominantes ou majoritários, mas, também, a guetização fomentada e incentivada pelas próprias minorias, mediante a busca de construção e de reconhecimento de identidades singulares (e do "orgulho" dessas identidades) (Castells, 1999). Podemos citar aqui, uma vez mais, o caso particular das demandas identitárias e de reconhecimento de uma cultura específica do movimento dos surdos, sem esquecer o movimento negro e o de homossexuais. Se nesse processo de "guetização" há elementos de ressentimento e revidação, também há o viés de resistência à violência, discriminação e inferiorização sofridas, como momento e estratégia de suas lutas sociais pela construção e pelo reconhecimento de identidades, bem como mediante a inclusão.

Entretanto, não se pode negligenciar as "ciladas da diferença" (Pierucci: 1999), pois, mesmo que a motivação das reivindicações desses movimentos sociais tratados como novos esteja no âmbito da inclusão social, a afirmação acentuada na diferença pode, por um lado, acarretar a redução, ainda maior, das suas relações com o restante da sociedade (Touraine, 1998); e, por outro, provocar o distanciamento entre os próprios grupos sociais minoritários, favorecendo a formação de "tribos identitárias" (Sherer-Warren, 1999: 13), por exemplo, os surdos, as pessoas com deficiência visual, os cadeirantes, os negros, os índios etc., como grupos sociais que na formação destas "tribos" não propiciam o desenvolvimento e fomento de relações ou identificações importantes, no mínimo como grupos que, no mesmo processo social, vivenciam a violência da marginalização e da exclusão social. Isto é, o favorecimento da formação de "comunidades" menos territoriais e mais simbólicas, em detrimento da busca de caminhos e de formas conjuntas para a ampliação e o aprofundamento da igualdade como direito.

Os antagonismos e as articulações no campo dos direitos e da inclusão social

A inclusão social não está inequivocamente vinculada à conquista ou garantia dos direitos à igualdade ou à diferença. Compreender se os movimentos dos grupos sociais que demandam esses direitos (e, nesse caso, os surdos) estão no âmbito das reivindicações e propostas da inclusão, ou estão favorecendo processos excludentes, exige que se dê conta dos diferentes significados que adquirem na realidade e num contexto social.

Portanto, sem levar em conta aqueles significados e contexto, fazer prevalecer nos discursos e nas ações pela inclusão o enfoque privilegiado nos direitos à diferença ou nos direitos à igualdade apresenta-se como um falso dilema.* A despeito dos enfoques e das ênfases necessárias, o desafio está em encontrar formas de sociabilidade que, mesmo que sempre conflituosas e em processo de mudança, conjuguem igualdade e diferença.

Como formulado por Santos (1995): "Temos o direito a ser iguais sempre que a diferença nos inferioriza, temos o direito a ser diferentes sempre que a igualdade nos descaracteriza".

No campo teórico, os direitos à igualdade e à diferença apresentam fortes antagonismos; mas, na realidade social, tanto em se tratando da relação com a inclusão quanto com processos de exclusão social, eles aparecem imbricados e adquirindo sentidos que se tocam.

Isso é ainda mais contundente na atualidade, uma vez que

> Vivemos em sociedades repugnantemente desiguais. Mas igualdade não nos basta. A igualdade entendida como 'mesmidade' acaba excluindo o que é diferente. Tudo o que é homogêneo tende a se transformar em violência excludente. As diferenças veiculam visões alternativas de emancipação social, cabendo aos grupos que são titulares delas decidir até que ponto pretendem se hibridizar.
>
> Essa articulação entre os princípios da igualdade e da diferença exige uma nova radicalidade nas lutas pelos direitos humanos (Santos, 2001).

---

* Este, aliás, é o tema do capítulo: KAUCHAKJE, Samira. Igualdade e diferença: falso dilema no campo dos direitos. In: QUEVEDO A. F. OLIVEIRA, Antonio, MANTOAN, José Raimundo, et al. *Mobilidade e comunicação: desafios à tecnologia e à inclusão social*. Campinas, SP: Edição do Autor, 1999, p. 223-30.

No Brasil, onde os direitos referentes à igualdade, em especial os sociais, não são assegurados, ganha destaque e importância a compreensão teórica e, também, no interior dos movimentos pela afirmação de identidades, necessidades e culturas específicas, a idéia de que nesse contexto social, os direitos relacionados à igualdade são condição para que identidades e necessidades singulares possam se manifestar e se fazer respeitar.

Referências bibliográficas

ALMEIDA, Marta Carvalho. *Saúde e reabilitação de pessoas com deficiência: políticas e modelos assistenciais*. Tese de doutorado, FCM, Unicamp, 2000.

ARAÚJO, L. A. D. *A proteção constitucional das pessoas portadoras de deficiência*. Brasília: Corde, 1994.

ASSIS, O. Q.; PUSSOLI, L. *Pessoa deficiente – direitos e garantias*. São Paulo: Edipro, 1992.

BOBBIO, Norberto. *A era dos direitos*. Rio de Janeiro: Campus, 1992.

_____. *Estado, governo, sociedade; para uma teoria geral da política*. São Paulo: Paz e Terra, 1996.

CASTELLS, Manuel. *The city and the grassroots*. California: University of California Press, 1983.

_____. *O poder da identidade*. São Paulo: Paz e Terra, 1999.

CHAUÍ, M. Raízes teológicas do populismo no Brasil: teocracia dos dominantes, messianismo dos dominados. In: DAGNINO, Evelina (org.). *Anos 90: política e sociedade no Brasil*. São Paulo: Brasiliense, 1994.

COHEN, Regina; DUARTE, Cristina. *Segregação e exclusão sócio-espacial*, 1995. (mimeo).

CORDE – COORDENADORIA NACIONAL PARA INTEGRAÇÃO DA PESSOA PORTADORA DE DEFICIÊNCIA. *Mídia e Deficiência: Manual de Estilo*. 1996.

DAGNINO, Evelina. Movimentos sociais e a emergência de uma nova cidadania. In: DAGNINO, Evelina (org.). *Anos 90: política e sociedade no Brasil*. São Paulo: Brasiliense, 1994.

DRAIBE, Sonia M. As políticas sociais e o neoliberalismo: reflexões suscitadas pelas experiências latino-americanas. *Revista da USP*, v. 3, n. 17, 1991.

HOBSBAWN, E. J. *A era extrema: o breve século XX, 1914-1991*. São Paulo: Companhia das Letras, 1995.

KAUCHAKJE, Samira. *Manual sobre os direitos e recursos sociais referentes à deficiência*. Cepre/FCM, Unicamp, 1997 (mimeo).

MARSHALL, T. H. *Cidadania, classe social e status*. Rio de Janeiro: Zahar, 1967.

MINAYO, Maria Cecília Souza. *O desafio do conhecimento: pesquisa qualitativa em saúde*. São Paulo: Hucitec, 1996.

ONU – ORGANIZAÇÃO MUNDIAL DA SAÚDE. *Classificação Internacional das Deficiências, Incapacidades e Desvantagens*. Lisboa: Secretaria Nacional de Reabilitação, 1989.

PERROT, Michelle. O intolerável. In: AHLMARK, Per et al. *A intolerância*. Academia Universal das Culturas. Rio de Janeiro: Bertrand Brasil, 2000.

PIERUCCI, Antonio. Flávio. Ciladas da diferença. *Tempo social*; Revista Sociologia USP, São Paulo, 2 (2): 2º sem. 1990.

_____. *Ciladas da diferença*. São Paulo: Editora 34, 1999.

REZENDE, Marinéia Crosara. *Atitudes em relação ao idoso, à velhice pessoal e ao portador de deficiência física em adultos portadores de deficiência física*. Dissertação de Mestrado, FE, Unicamp, 2001.

RIBEIRO, Renato Janine. Democracia. *Folha de S. Paulo*, São Paulo, 31 dez. 2000. Caderno Mais.

SANTOS, Boaventura de Sousa. *A construção multicultural da igualdade e da diferença*, 1995 (mimeo).

_____. O novo milênio político. *Folha de S. Paulo*, São Paulo, 14 abr. 2001.

SHERER-WARREN, Ilse. *Cidadania sem fronteiras: ações coletivas na era da globalização*. São Paulo: Hucitec, 1999.

SPOSATI, Aldaíza. *Vida urbana e gestão da pobreza*. São Paulo: Cortez, 1988.

TALBI, Mohammed. Tolerância e intolerância na tradição mulçumana. In: AHLMARK, Per et al. *A intolerância*. Academia Universal das Culturas. Rio de Janeiro: Bertrand Brasil, 2000.

TELLES, Vera da Silva. *Direitos sociais: afinal do que se trata*. Belo Horizonte: Ed. UFMG, 1999.

TOURAINE, Alain. *Poderemos viver juntos? Iguais e diferentes*. Petrópolis, Rio de Janeiro: Vozes, 1998.

_____. Depois das jornadas negras. *Folha de S. Paulo*, São Paulo, 27 jun. 1999.

VALADÃO, Vanda Bussinger. Fundamentos dos direitos humanos. *Revista Serviço Social e Sociedade*, n. 53, mar. 1997.

4

Família e Surdez:
Algumas considerações aos profissionais que trabalham com famílias

MARIA DE FÁTIMA DE CAMPOS FRANÇOZO

> *...todos sabem o que é uma família já que todos nós somos parte integrante de alguma família. É uma entidade por assim dizer óbvia para todos. No entanto, para qualquer pessoa é difícil definir esta palavra e mais exatamente o conceito que engloba, que vai além das definições livrescas.*
>
> D. Prado

Diferentes profissionais, hoje, atuam com a família: o fonoaudiólogo, o psicólogo, o terapeuta ocupacional, o assistente social. Cada um toma para si determinado corpo de conhecimentos que orienta sua ação. Porém, para além das ações específicas de cada profissional, isto é, para além das competências que cada um têm e que dizem respeito à sua área profissional, há aspectos que surgem no relacionamento profissional-família que não dizem respeito a uma área específica de atuação. Sobre eles é que este texto procurará tratar.

Gostaríamos de começar pensando sobre a *concepção de família do profissional*. Podemos dizer que há, pelo menos, duas concepções: uma teórica e outra, "interna". A primeira, aprendida no período de formação e reelaborada ao longo da vivência profissional, é constituída com base em uma determinada matriz teórica, aquela que orienta a profissão. Assim, provavelmente, psicólogos olharão a família de uma maneira diferente, de assistentes sociais, de terapeutas ocupacionais, de fonoaudiólogos etc. Ainda que estejam embasados em autores comuns, o olhar estará condicionado pelas finalidades do fazer profissional.

A segunda diz respeito à família "interna", isto é, a família idealizada pelo profissional. Essa família é, na maioria das vezes, vista de maneira positiva, como lugar de amor, de harmonia. No imaginário coletivo, nos diz Macedo (1991: 63), ainda que a experiência vivida no seu seio contradiga essa visão, a família é vista como "[...] refúgio seguro para onde se volta depois das batalhas do cotidiano – lugar de paz, amor e harmonia entre as pessoas, onde reina a camaradagem, a fraternidade". Nas pesquisas de opinião, os brasileiros de norte a sul apontam a família como a instituição de maior confiabilidade (Goldani, 1993). Também na França, nos diz Collange, os cidadãos, consideram que para eles a família é "o único lugar onde se sentem bem e sossegados" (1994: 65-6). Parece que a visão da família como local de refúgio, de paz e sossego é bastante comum e perpassa as diferenças, muitas vezes, de classe, cor, religião, nacionalidade etc.

Talvez pudéssemos completar a imagem dessa família idealizada lembrando que, em termos de sua estrutura, ela costuma ser vista como família nuclear. Pai, mãe e filhos é a representação costumeira da família "feliz". Um exemplo disso, ainda que aparentemente banal, pode ser identificado nos comerciais de TV. A propaganda de um produto específico pode ilustrar o que estamos falando: os comerciais de margarina. É bastante comum vermos a família nuclear tomando café da manhã (e utilizando o produto em questão) em uma cena em que todos parecem alegres, bem relacionados, bem humorados.[1] Inúmeros outros exemplos de família nuclear feliz poderiam ser identificados na mídia (propagandas, filmes, telenovelas etc.), mas não é esse o objetivo em questão.

A família idealizada de que estamos falando convive com a família "teorizada", o que pode redundar em inúmeros e diversificados "tipos" de família. Quase poderíamos dizer que cada profissional tem uma única (no sentido de individual) concepção ou modelo de família. Talvez pudéssemos afirmar que ter ou não um modelo de família não é uma escolha, mas é algo que está incorporado ao profissional e também às pessoas. O que importa no que estamos aqui discutindo, é que o profissional tenha consciência de que tem dada concepção de família e que esta vai influenciar seu trabalho. A família idealizada e a família teorizada estarão presentes pela maneira como analisa uma situação determinada, como pensa na possível solução e no encaminhamento da dificuldade ou problema que a família precisa resolver.

Como a família que possui um de seus membros surdo pode se inserir no que estamos falando? Talvez pudéssemos começar a pensar sobre isso, nos perguntando qual a teoria que orienta nossa compreensão de família? Como vemos a família com a qual trabalhamos? Diferentemente da família teorizada e da família idealizada, como vemos aquela família específica, única, que bus-

---

1. Recentemente, começam a aparecer comerciais de margarina em que o modelo de família nuclear não aparece. Podemos supor que aqueles que planejam tais propagandas, acompanhando as mudanças nos modelos familiares, apresentam outros arranjos familiares, tal como o do filho que procura uma namorada para o pai que, como a cena parece indicar, é divorciado.

ca nossos serviços? Nem sempre costumamos levantar essas questões, porém seria adequado tentar respondê-las.

Um exercício que costumamos fazer em aula para profissionais que trabalham com família (assistentes sociais, pedagogos, fonoaudiólogos, psicólogos, terapeutas ocupacionais, educadores) é a de solicitar que escrevam sobre a família com a qual trabalham. Quem é a família com quem você trabalha? – é, em geral, a questão a que devem inicialmente responder. A seguir, solicitamos que escrevam sobre a própria família: "descreva a sua família". As respostas têm revelado, na maioria das vezes, diferenças fundamentais entre as características e visões sobre cada tipo de família. As famílias atendidas são descritas, freqüentemente, como "desestruturadas", apresentando problemas e conflitos de diferentes naturezas: econômico (grave situação de pobreza), educacional (poucos anos de escolaridade, analfabetismo), de relacionamento (brigas entre marido e mulher, entre pais e filhos), de habitação (falta de infra-estrutura básica), de saúde (doenças graves, alcoolismo, uso de drogas), de trabalho (desemprego, pouca qualificação profissional) e de valores (prostituição).

São freqüentes respostas, tais como:

"A maioria das famílias é constituída de pai, mãe e filhos; em muitas casas há separação e os filhos ficam com as mães. Há ausência de carinho, respeito e atenção dos pais para com os filhos."

"Na maior parte dos casos é desestruturada, as crianças são criadas pelos avós, os pais são separados, os filhos não são assumidos. Há crianças que têm família estruturada mas são 'rebeldes' e fogem, dormem na rua, roubam para comer. Tudo isso, geralmente, somado à pobreza, ignorância, violência, falta de esperança..."

"Nível socioeconômico baixo, instabilidade no relacionamento marido/mulher, baixo nível de escolaridade dos pais, presença de violência física e moral entre marido/mulher, pai/filho, pais alcoólatras..."

É preciso contextualizar as falas anteriormente apresentadas. Isto é, os profissionais em questão, em geral, atendem famílias de segmentos de baixa renda econômica, pouca escolaridade e com inúmeros problemas. Não estamos deixando de lado as dificuldades que essa população enfrenta, cotidianamente, na luta pela sobrevivência. No entanto, queremos chamar a atenção para a ênfase dada na descrição dos aspectos afetivos e de relacionamento. Estes são apontados como muito problemáticos.

Como são descritas as famílias dos profissionais?

Em geral, descrevem a constituição familiar (pai, mãe, irmãos, avós ou outro membro da família que reside sob o mesmo teto) e o relacionamento ou o tipo de personalidade dos membros (pai trabalhador, quieto, mãe amorosa etc.) da seguinte forma:

"Pai, mãe e dois filhos, completa, tem diálogo, muita afetividade, demonstra carinho e respeito, acredita na educação, acredita em limites."

"Situação econômica definida, família matriarcal, não numerosa, nível de escolaridade médio a alto, relacionamento ótimo, clareza de sentimentos positivos."

"Família unida, todos trabalham, dividem problemas e alegrias; companheirismo, mulheres com dupla jornada, há diálogo, filhos com nível de escolaridade superior."

Há, portanto, uma assimetria na descrição de uma e outra família no sentido de valorização dos aspectos positivos na própria família e de negativos nas famílias atendidas. Marcam também, muito claramente, a visão da própria família como lugar de refúgio, conforto. Ao contrário, a família atendida aparece como lugar de dificuldade. Mais que isso, é interessante pensarmos que a descrição de uma se faz com base em aspectos "externos", isto é, de sua estrutura e condição socioeconômica, a outra, de seus aspectos mais internos, como lugar dos afetos. Ainda que a família não tenha as condições econômicas ideais, a descrição que se faz é daquilo que é positivo, ou seja, da família que luta, que constrói, como podemos observar no depoimento a seguir:

"Família numerosa, pai e mãe trabalhando, condições de moradia razoável, lutando para 'conquistar' emprego, melhoria de vida, educação."

Ou seja, a família tem dificuldades mas luta, está em busca de mudança. Pensamos que uma família com as mesmas características da acima descrita, no olhar do profissional, poderia ser explicitada de maneira menos positiva: como muito grande, com dificuldades de emprego e de busca de melhorias na vida.[2]

---

2. Collange (1994: 65) lembra uma canção de sua infância que dizia: "Um amor como o nosso, um amor sem igual, não é como os outros, o nosso amor é fenomenal..." e propõe substituir "amor" por "família" e aí teríamos uma representação correta da situação atual, no sentido de que a família nossa não é como as outras, é algo melhor, fenomenal. Talvez esteja aí uma possível pista para entendermos o que acontece nas diferentes descrições de família.

Parece haver um entendimento de que existe, por um lado, a família "certa" do profissional e, por outro, a família "problemática" daquele que é atendido. Talvez pudéssemos levantar como hipótese que, na visão do profissional há sempre algo nas famílias que os procuram que precisa ser *consertado, arrumado, organizado, estruturado*. Essa percepção pode condicionar muitas de nossas ações com a família. Ou seja, quando um profissional define uma atividade com a família, traça objetivos etc., está tomando por base determinada concepção de família. Essa concepção, no entanto, não pode ser "fechada" no sentido de impedir ou dificultar que o profissional compreenda realmente quem é a família que ele está atendendo. Então, se já iniciamos um atendimento familiar pensando que aquela família é x ou y, e no que é preciso, nela, ser "arrumado", dificilmente conseguiremos saber quem ela, de fato é, que possibilidades têm etc. Nesse sentido, Ricci (1989: 30) lembra que:

> [...] um cuidado especial a ser tomado quando se observa uma família é o de não ir com um modelo pronto daquilo que a família "deve" ou "não deve" fazer. Ir com soluções prontas, além de ineficiente, desconsidera a capacidade da família de encontrar soluções para os seus problemas, dentro do mundo em que vivem, com suas possibilidades e limitações.

Muitas vezes os profissionais depositam na família a responsabilidade e, ao mesmo tempo, a resposta para as situações problemáticas de algum membro do núcleo familiar. Exemplos podem ser revelados pelas falas a seguir:

> *"O adolescente com quem trabalho é agressivo, não sei como é sua família."*

"A mãe não tem tempo para a criança, por isso seu tratamento não progride."

"O pai está desempregado e é a mãe quem assume a chefia da casa, tendo que abandonar os filhos."

Isto é, a "causa" de determinado problema ou situação já está *a priori* definida, já há um "culpado" pela situação: a mãe, o pai ou, genericamente, a família. Essa situação pode ocorrer em diferentes tipos de organizações, com diferentes profissionais, em diferentes áreas de trabalho: em serviços e organizações de reabilitação, em instituições escolares, em instituições de saúde etc.

É freqüente, também, a associação do problema de um membro da família à situação de pobreza. Essa óptica é preconceituosa no sentido de associar à pobreza os problemas da família. Neder (1994: 42), ao discutir a organização das famílias no Brasil, explica que "[...] a formulação mais simpática às classes populares que trata a organização familiar ainda está presa nas malhas de um enfoque que enfatiza a relação pobreza/família irregular".

Ainda que não queiramos assim pensar uma situação, no dia-a-dia do atendimento, acabamos por usar esse tipo de vinculação. Assim, não é incomum, por exemplo, que na rotina dos atendimentos o profissional responsabilize a família (pobre, pouco informada) por não atender prontamente às regras estabelecidas pela instituição, ou não atender (e não entender) ao que se espera dela em relação à criança ou ao cliente. A cobrança de participação da família acontece, em geral, para solicitar que realize, em casa, atividades que contribuam no desenvolvimento daquele que está em atendimento (a criança, o jovem, o adulto) e, conseqüentemente, para alcançar melhores resultados.

Conforme analisa Mioto (1997: 117),

[...] muitas vezes os profissionais, embora compartilhando da idéia que a família não é o grupo natural, naturaliza as suas relações e com isso trabalha com estereótipos do ser pai, ser mãe, ser filho. Esquecem-se que a dinâmica relacional estabelecida em cada família não é dada, mas é construída a partir de sua história e de negociações cotidianas que ocorrem internamente entre seus membros e externamente com o meio social mais amplo.

Novamente aqui poderíamos pensar na família que tem como um de seus membros uma pessoa surda. Como cada família ou como cada membro da família lida com a situação de surdez só poderemos saber depois de um tempo de trabalho, de escuta, de observação daquela família. Cada uma vai encontrando, na vivência cotidiana, uma maneira específica de lidar com a surdez de um de seus membros. Por isso, quando um membro dessa família busca o serviço de um profissional é importante procurar entender a história dessa família, a dinâmica familiar, os papéis e os relacionamentos que os membros mantêm entre si e, especialmente, com a pessoa surda. É fundamental também, nesse momento, a atitude de não-julgamento, no sentido de não colocar aquela família sob um rótulo determinado. A maneira como se apresenta naquele momento é a maneira como se constituiu e se construiu ao longo de sua história. É como conseguiu lidar com a surdez ou, de modo geral, com as vicissitudes da vida. Qualquer trabalho que se pretenda com ela deve se basear nisso, em sua situação, em sua natureza e em suas características específicas.

Por fim, quando trabalhamos com uma família devemos nos perguntar, também, o que a família espera de nós. O que acontece quando profissional e família se defrontam, quando se colocam frente a frente?

Há um emaranhado de expectativas e, talvez pudéssemos dizer, de fantasias e de projeções na relação entre profissional e família que determina ou ao menos que condiciona as ações de uns e outros. O que a família espera da instituição e do paciente, nem sempre sabemos quando realizamos os primeiros atendimentos. O que ela pode fazer também não.

Salzberger-Wittenberg (1976), ao explicar as responsabilidades da assistente social diz que, ao atendermos um cliente, estamos aceitando que podemos ajudá-lo. Talvez pudéssemos pensar que, independentemente de sermos assistentes sociais, psicólogos, terapeutas ocupacionais ou fonoaudiólogos, o mesmo acontece quando atendemos família: aceitamos que podemos ajudá-los.

No caso de famílias de crianças surdas, parece que é clara pelo menos uma das razões pelas quais a família nos procura – para, de alguma forma, ajudá-los a "resolver" a situação de surdez. Mas se essa expectativa é bastante comum, poderíamos nos perguntar qual é a expectativa do profissional. Por que ele escolheu trabalhar com pessoas surdas ou com famílias de crianças surdas, por exemplo? Com certeza há razões objetivas – boas condições de trabalho, perspectiva de crescimento profissional etc. É importante se pensar, também, nas razões subjetivas.

Trabalhar com pais de crianças surdas é, muitas vezes, trabalhar com o luto. A experiência de perda decorrente do diagnóstico da surdez de um filho pode ser tão grande quanto a morte de alguém (Luterman, 1999: 185). Lidar com essa família é, portanto, lidar com fortes sentimentos e que, muitas vezes, estão "em ebulição". Esses sentimentos, sem dúvida, trazem repercussões nos atendimentos e, acima de tudo, nos próprios profissionais. Assim, às vezes, atitudes parentais que classificamos como falta de participação ou de envolvimento com a criança podem, de fato, significar a dificuldade que os pais estão sentindo naquele momento em entender o que é a surdez. Muito freqüentemente, também, consideramos a "falta de aceitação" da surdez por parte dos pais e dos membros da família, quando, de fato, há falta de tempo da família para assimilar e se adaptar a uma nova situação, falta de informações sobre uma situação que é desconhecida para eles.

É clássica a descrição do processo de luto definida por Kubler-Ross (1969): negação, raiva, barganha, depressão e aceitação. Alguns autores vêem essa mesma seqüência de sentimentos nas reações parentais ao diagnóstico da surdez. Outros consideram a análise de Shapiro (1994 apud Luterman, 1999) mais adequada quando se fala no processo vivenciado por pais de crianças surdas. O autor vê o processo de luto como uma crise – de identidade e de vínculo. Mudou para os pais, com o diagnóstico da surdez, sua percepção de pais. Mudou sua identidade. O que é ser pai/mãe de uma criança surda?

Para o autor há uma seqüência de sentimentos: inadequação, raiva (pela violação de expectativas, pela perda do controle e da liberdade pessoal), culpa (os pais pensam ter feito algo que causou a surdez), vulnerabilidade (medo pelo reconhecimento de sua vulnerabilidade) e confusão (estágios iniciais de aprendizagem são, geralmente, confusos e ameaçadores). A vivência de tais sentimentos não é algo linear e transitório. Mesmo passados anos da notícia da surdez, pais revivem alguns deles. Como esses sentimentos aparecem na rotina dos atendimentos? Como nós, profissionais, lidamos com eles?

Considerações finais

A família é ainda um espaço nebuloso de trabalho – seja pelas inúmeras questões que precisam ser lançadas ao debate e reflexão nas diferentes profissões, perguntas que demandam estudos e investigações, seja pelo próprio entendimento do conceito de família, as concepções que permeiam os programas de atendimento, o espaço próprio e específico do trabalho de cada profissional, os instrumentos conceituais e de intervenção que são utilizados. Nada disso impede, no entanto, que profissionais atentem para alguns dos aspectos aqui considerados.

Referências bibliográficas

COLLANGE, C. *Defina uma família*. Tradução de Mario Fondelli. Rio de Janeiro: Rocco, 1994.

GOLDANI, A. M. As famílias no Brasil contemporâneo e o mito da desestruturação. In: *Cadernos Pagu*. v. 1, Campinas: Unicamp, 1993, p. 65-110.

KLUBER-ROSS, E. *On death and dying*. Nova York: Macmillan, 1969.

LUTERMAN, D. (with Kurtzer-White, E.; Seewald, R. C.) *The young deaf child*. Baltimore, Maryland: York Press, 1999.

MACEDO, R. M. A família do ponto de vista psicológico: lugar seguro para crescer? In: *Cadernos de Pesquisa*. v. 91, nov. 1994, p. 62-8.

MIOTO, R.C.T. Família e Serviço Social: contribuições para o debate. *Serviço social e sociedade*. v. 55, nov. 1997, p. 114-30.

NEDER, G. Ajustando o foco das lentes: um novo olhar sobre a organização das famílias no Brasil. In: KALOUSTIAN, S. (org.) *Família brasileira – a base de tudo*. São Paulo: Cortez; Brasília: Unicef, 1994, p. 26-46.

PRADO, D. *O que é família*. 2. ed. São Paulo: Brasiliense, 1982.

RICCI, M. B. R. *O trabalho do assistente social em instituições, com famílias de portadores de excepcionalidade – uma proposta*. Dissertação de mestrado, São Paulo: PUC/SP, 1989.

SALZBERGER-WITTENBERG, I. *Psicanálise e serviço social – uma abordagem kleiniana*. Tradução de Maria Helena Senise, Rio de Janeiro: Imago, 1974.

5

Surdez, Inteligência e Afetividade

ANGÉLICA BRONZATTO DE PAIVA E SILVA

A manifestação mais evidente da surdez é a falta da fala. Por não ter acesso à linguagem oral, a maior parte dos surdos não consegue adquirir uma língua. A falta de domínio de uma língua acarreta, por sua vez, dificuldades para o convívio dos surdos numa sociedade oral como a nossa, por exemplo, bem como para o desenvolvimento cognitivo e afetivo. Daí ser comum afirmar-se que as pessoas surdas têm problemas nesses aspectos. Tais afirmações parecem fundamentar-se numa concepção logocêntrica, ou seja, a de que é a fala que vai possibilitar ao homem, seja ouvinte ou surdo, o desenvolvimento cognitivo e as relações sociais nas quais os aspectos afetivos e emocionais vão se estruturando.

Na história da educação de surdos são muitas as referências à supremacia da fala. Desde a Antiguidade a fala esteve ligada à possibilidade de o surdo pensar e, entre os argumentos utilizados pelos defensores do Oralismo, o mais forte se referia à necessidade de os surdos desenvolverem a fala o que possibilitaria, entre outras coisas, a integração na sociedade de ouvintes. Apesar do grande empenho dos profissionais no desenvolvimento da audição e da fala, poucos surdos obtinham resultados satisfatórios no domínio da linguagem oral.

A dificuldade de entender a linguagem oral parecia ser responsável também por comportamentos como birra, agressividade, agitação motora, nervosismo, os quais eram considerados decorrentes da surdez, daí alguns autores se referirem à psicologia do surdo (Myklebust, 1975).

Myklebust (1975) faz referência aos estudos de Pintner, que considerava o nível geral da inteligência da criança surda inferior ao da ouvinte. Para o mesmo autor, a surdez causa alterações que afetam o cérebro e levam ao retardo mental. É certo que algumas etiologias da surdez, como meningite, rubéola (no início da gestação) podem também provocar outras alterações além da surdez. No entanto, não é válido fazer afirmações a respeito da capacidade intelectual dos surdos em geral.

É possível que as enfermidades bem como os fatores genéticos que ocasionam o retardo mental, o façam na mesma freqüência tanto para pessoas surdas como para pessoas ouvintes. Desse modo, a incidência da subnormalidade mental é igual, nos dois grupos, independentemente do fato de ser ouvinte ou surdo.

Myklebust (1975) afirma que o problema da relação entre surdez e inteligência envolve algumas questões em torno da natureza do desenvolvimento mental e da capacidade intelectual. Refere que é possível que as experiências não-verbais tenham um papel fundamental no desenvolvimento mental da criança surda. Assim, para o autor, a grande questão está na conexão entre linguagem e inteligência; e conclui que, se a linguagem tem um papel importante nos processos psicológicos e de aprendizagem, parece óbvio que a linha de evolução mental e das funções intelectuais da criança surda não pode marchar paralela à da criança ouvinte.

Uma posição diferente pode ser observada em Marchesi (1995). Para este autor, a criança percebe o mundo também mediante a linguagem, que se converte em parte essencial do desenvolvimento cognitivo dela.

A linguagem serve para planejar e regular a ação humana e, assim, a criança surda pode ter capacidade intelectual semelhante à da ouvinte, se adquirir e internalizar uma língua desde pequena.

Até 1980, os testes eram instrumentos quase únicos de avaliação do sujeito e os resultados eram generalizados, como se a pessoa surda pudesse ter características próprias de personalidade e déficits de inteligência.

Para avaliar o nível intelectual, o teste mais utilizado era o Weschsler Intelligence Scale for Children (WISC), que era freqüentemente usado com crianças surdas nos Estados Unidos (Levine apud Sullivan, 1982). Desse teste excluíam-se os subtestes verbais, sendo aplicados apenas os subtestes de execução, os quais consistem em medição não-verbal da habilidade cognitiva, embora administrados verbalmente (Sullivan, 1982). Os testes psicológicos que dependem da linguagem verbal para avaliar a inteligência são válidos para constatar as dificuldades de linguagem da criança com surdez e não propriamente para considerar sua capacidade mental real. Assim, começaram a surgir estudos em que se faziam modificações na maneira de administrar o teste, fazendo-se uso da Língua de Sinais ou da Comunicação Total (Sullivan, 1982), o que resultava em um nível de Quociente Intelectual (QI) significativamente mais alto.

Como a aquisição de conhecimento está muito relacionada à capacidade de receber informação e elaborá-la adequadamente, e como a maior parte de toda informação é transmitida por meios de comunicação que utilizam a linguagem oral (televisão, cinema, rádio, diálogo etc.), a criança surda pode apresentar dificuldades nesse aspecto, sendo muitas delas irremediáveis. A dificuldade na linguagem oral também pode ser responsabilizada pelo fato de que grande parte de pessoas surdas falha na formulação de hipóteses de raciocínio sobre proposições porque são habilidades intelectuais nas quais a linguagem tem papel fundamental. Assim, nos estudos que se fundamentavam nas idéias desenvolvidas por Piaget, as pessoas surdas, em comparação às ouvintes, eram avaliadas como tendo pensamento mais vinculado àquilo que era diretamente percebido, mais concreto e com menor capacidade de pensamento abstrato e hipotético, ou seja, os adolescentes surdos manifestavam atrasos ou não atingiam o estágio das operações formais (Marchesi, 1995).

Lane (1992) critica a psicometria e ressalta que 20 anos de investigação psicométrica resultaram numa lista de características atribuídas aos surdos, visto que, no aspecto cognitivo, eles são considerados pouco inteligentes, apresentando raciocínio concreto, pensamento confuso, com linguagem pobre, fraco discernimento, além de cépticos e ingênuos.

Quanto ao aspecto emocional, revisão feita por Souza (1986) referente à época em que predominava o método oral, revela que, diferentes autores, investigando as características de personalidade, apontam traços afetivos comuns em pessoas surdas, como imaturidade, agressividade, impulsividade, irritabilidade fácil, falta de preocupação com os outros e dificuldade de empatia.

Lane (1992) afirma que a lista de características atribuídas aos surdos na literatura, em relação aos aspectos emocionais e comportamentais, como resultantes de avaliação psicológica, refere que eles são considerados agressivos, imaturos, impulsivos, com falta de iniciativa, possessivos, rígidos, teimosos, desconfiados, emocionalmente perturbados, facilmente irritáveis, caprichosos, temperamentais, sem sentimento, explosivos, com personalidade pouco desenvolvida. Como conseqüência dessas afirmações, indivíduos surdos são rotulados, até pela própria família, como nervosos, agressivos, agitados, como se essas fossem características da surdez.

No entanto, para Lane, as características atribuídas aos surdos são freqüentemente inconsistentes. Assim, alguns autores caracterizam os surdos como agressivos, uns os vêem como ingênuos, outros astutos, imparciais e apaixonados, explosivos e tímidos, teimosos e submissos, desconfiados e confiantes. O único fato consistente nessa lista é que nela são enfatizados apenas aspectos considerados negativos.

Estudos mais atuais vêm ressaltando que os princípios gerais que regem o desenvolvimento devem ser, no caso das crianças deficientes, os mesmos que os das crianças normais. Assim, não é válido falar de um modo típico de desenvolvimento dos surdos, cegos etc., já que o desenvolvimento segue os princípios gerais do desenvolvimento humano (Lacerda, 1996). Nesse sentido, não há psicologia do surdo. O termo pode, inevitavelmente, representar a criação de uma patologia para as diferenças culturais, a interpretação da diferença como desvio (Lane, 1992). Contudo, os problemas afetivos e psicológicos, freqüentemente atribuídos aos surdos, podem ter suas raízes na ausência de uma comunicação recíproca e satisfatória dentro do contexto familiar durante os primeiros anos de vida (Souza, 1986). Essa adaptação afetiva vai depender de como a família reage ao diagnóstico da surdez e consegue elaborar o luto do filho perfeito, modificando todas as suas expectativas em relação a ele que, a partir desse momento, é diferente. A família vivencia várias etapas: confusão, depressão, raiva, negação, aceitação (Luterman, 1979), e vai construindo uma imagem do seu filho que não escuta. A qualidade dessa interação família/criança surda influencia a formação da auto-imagem do surdo.

A observação de famílias cujos pais eram surdos evidenciou uma melhor aceitação dos filhos surdos e a aquisição desde cedo da Língua de Sinais. Além disso, filhos surdos de pais surdos apresentavam melhores níveis acadêmicos, melhores habilidades para a aprendizagem da língua oral e escrita, níveis de leitura semelhantes aos do ouvinte, uma identidade equilibrada, e não apresentavam problemas sociais e afetivos na mesma proporção que filhos surdos de pais ouvintes (Skliar, 1997).

Brill (1977) estudou a relação entre linguagem e inteligência em um grupo de 45 crianças surdas, filhas de pais surdos, matriculadas em escola para surdos na Califórnia, e demonstrou que elas possuíam quociente intelectual superior, o que não acontecia com crianças surdas, filhas de pais ouvintes. O autor atribuiu tal fato à oportunidade que as crianças surdas, filhas de pais surdos, tiveram de aprender e usar a comunicação manual desde cedo. A aquisição de um sistema de símbolos possibilitou às crianças desenvolver os diferentes processos de pensamento.

Tendo uma linguagem interiorizada, o surdo poderá manifestar seus pensamentos, desejos, sentimentos e se comportar como qualquer pessoa. Se o surdo pertencer a uma comunidade de surdos, poderá se identificar com ela e ter os mesmos interesses e pontos de vista, se percebendo pertencente ao mundo dos surdos, mesmo sabendo que pode circular e ter os mesmos direitos no mundo dos ouvintes. Enfim, a única diferença do surdo seria fazer parte de uma minoria lingüística.

Lacerda (1996), utilizando referencial vygotskiano, afirma que, nos casos congênitos ou precoces, a surdez, como fator psicológico para o próprio surdo, não existe de fato. O surdo não se vê imerso em um mundo de silêncio, esse é um problema que não se coloca para ele. Ele só o percebe indiretamente, secundariamente, como resultado da sua vivência social, o que acaba refletindo nele mesmo. Os surdos vivem a sua surdez diferentemente, segundo as suas experiências. Para a autora, o que torna a vida da criança deficiente mais difícil não é o déficit em si, mas o modo como as pessoas reagem a essa deficiência.

Skliar (1997) cita conclusões de estudos clínicos realizados em escolas para crianças surdas, que ilustram a concepção de profissionais a respeito da criança; ou seja, referem que o desenvolvimento da criança surda, incluindo o desenvolvimento da coordenação motora, é um pouco inferior à sua idade cronológica, o que se daria por fatores orgânicos (deficiência auditiva) e psicogênicos (labilidade emocional). As crianças surdas apresentam dificuldades na organização da linguagem e na fixação do vocabulário dado, tendo uma expressão oral muito pobre e necessitando de muita explicação para chegar a compreender.

Behares (1993) refere que, no discurso clínico, que toma o ouvinte como modelo, o surdo "é" fundamentalmente como o ouvinte, porém, lhe falta "algo" (o funcionamento do ouvido); portanto, nesse sentido o surdo é um ouvinte imperfeito. Nessa perspectiva fica implícita a imagem de diminuição, que leva invariavelmente ao conceito de menos-valia.

O fato de poucos surdos obterem sucesso pelo método oral e os objetivos pedagógicos não serem alcançados satisfatoriamente contribuiu para que a imagem do surdo ficasse condicionada muito mais ao "insucesso".

Nota-se que a grande maioria das pessoas, inclusive no meio educacional, faz uma imagem da pessoa surda considerando certas características intrínsecas à surdez, e não como conseqüência de uma falha ou um fracasso do método utilizado na sua educação.

Nos últimos anos, com o uso dos sinais na educação do surdo, constata-se uma diferença no que a literatura apresenta e no que se observa. Os surdos conseguem adquirir uma competência na linguagem, principalmente pela Língua de Sinais, permitindo que eles tenham um desenvolvimento como o de qualquer outra criança, em todos os aspectos: lingüísticos, emocionais, sociais e cognitivos.

Referências bibliográficas

BEHARES, Luis Ernesto. Nuevas corrientes en la educación del sordo: de los enfoques clínicos a los culturales. *Cadernos de Educação Especial*. Santa Maria: Universidade Federal de Santa Maria, v. 1, n. 4, p. 20-53. 1993.

BRILL, Richard G. Cociente intelectual superior em ninõs sordos hijos de padres sordos. In: FINE, Peter. J. *La sordera en la 1ª e 2ª infância*. Buenos Aires: Medica Panamericana, 1977, p. 109-15.

LACERDA, Cristina B.F. *Os processos dialógicos entre aluno surdo e professor ouvinte: examinando a construção de conhecimentos*. Tese, Doutorado em Psicologia da Educação. Campinas, São Paulo: Faculdade de Educação da Unicamp, 1996. 153p.

LANE, Harlen. *A máscara da benevolência: a comunidade surda amordaçada*. Lisboa: Instituto Piaget, 1992. 286p.

LUTERMAN, D. *Couseling parents of hearing impaired children*. Boston: Little Brown, 1979. 193p.

MARCHESI, Álvaro. Comunicação, linguagem e pensamento das crianças surdas. In: COLL, César, PALACIOS, Jesús, MARCHESI, Álvaro. *Desenvolvimento psicológico e educação: necessidades educativas especiais e aprendizagem escolar*. Porto Alegre: Artes Médicas, 1995, v. 3, cap. 13, p. 198-214.

MYKLEBUST, Helmer R. *Psicologia del sordo*. Madri: Ed. Magistério Español, 1975. 420p.

SKLIAR, Carlos. Uma perspectiva sócio-histórica sobre a psicologia e a educação dos surdos. In: SKLIAR, Carlos (org.). *Educação e exclusão: abordagens sócio-antropológicas em educação especial*. Porto Alegre: Mediação, 1997, p.105-53.

SOUZA, Regina Maria. *Contribuição ao estudo de personalidade do adolescente surdo através do T.P.C. de Max Pfister*. Dissertação, Mestre em Psicologia Clínica. Campinas: Instituto de Psicologia da Puccamp, 1986. 179 p.

SULLIVAN, Patrícia M. Administration modifications on the Wisc-R performance scale with different categories of deaf children. *American annals of the deaf*, p. 780-8, October, 1982.

6

Mãe Ouvinte/Filho Surdo:

A importância do papel materno no contexto do brincar

TEREZA RIBEIRO DE FREITAS ROSSI

Até que ponto a existência de uma limitação sensorial, no caso a surdez, poderia ser um fator limitante para haver uma interação motivadora e duradoura? Como uma criança que não fala e não escuta poderia de fato manter esse tipo de interação com outra pessoa que fala e escuta?

Esse fator, por si só, talvez já seja um bloqueio suficiente, impedindo que a interação entre mãe ouvinte/filho surdo de fato não aconteça de maneira positiva e duradoura.

Sempre me intrigou a maneira como se construía a relação da mãe ouvinte/filho surdo. Como podiam se entender se, entre pais ouvintes/filhos ouvintes a comunicação já é, muitas vezes, tão difícil?

Sim, pela língua. A mesma língua muitas vezes facilita essa aproximação, mas nem sempre é o suficiente. Talvez as mesmas condições lingüísticas mais a linguagem universal das crianças, o brincar poderia, de fato, aproximar mais facilmente a mãe do filho, numa relação mais prazerosa, mais afetiva e, por que não dizer, mais consciente das diferenças lingüísticas, no caso da criança surda?

Constatamos, sempre, tanto na teoria como na prática, a dificuldade de se construir e/ou reconstruir uma interação comunicativa com a criança surda, sendo este o maior conflito dentro das famílias ouvintes que têm filhos surdos.

Este capítulo, portanto, tem como objetivo apontar como a criança surda, pela "linguagem universal" da criança – o brincar – estabelece uma interação com sua mãe ouvinte, por acreditar que essa relação é o alicerce para o desenvolvimento adequado, tanto no plano cognitivo, afetivo, quanto lingüístico.

Observamos, em estudos anteriores (Rossi, 1994), a participação familiar no processo educativo da criança surda, e pudemos notar o papel exercido pela mulher (mãe) na família e a exigência social que lhe é feita. Essa exigência em relação à mulher foi vista nesse estudo como mais um aspecto cultural de nossa sociedade. Embora não tenha tido como objetivo, naquela pesquisa, discutir o papel cultural da mulher na nossa sociedade, ficou claro que coube à mãe a responsabilidade e a dedicação ao filho no que diz respeito ao processo educacional, inclusive. Mesmo quando contava com o parceiro, ela foi a grande responsável por todo o processo, e quando não havia com quem dividir as responsabilidades, ela assumia-o inteiramente.

Diante disso, proponho neste estudo só observar as mães, reforçada pelo pensamento de Bowlby (1981) que diz: "uma mulher só dispensará atenção a seu filho se sentir uma profunda satisfação por ver este crescer e passar pelas diversas fases da infância, para se tornar um indivíduo independente, tendo a certeza de que foram os seus cuidados de mãe que tornaram isso possível". Deve-se ressaltar que os cuidados que a mãe dispensa a um filho não se prestam a um rodízio de atividades, trata-se de uma relação mais humana devendo ser visto, principalmente, em termos do prazer que a mãe e a criança obtêm da companhia um do outro.

Desde o nascimento até a suspeita e o diagnóstico da surdez, a relação da família com a criança é em geral livre de "culpas", embora se reconheça que o nascimento de uma criança em uma família é seguido por um período de estresse e necessárias adaptações. Nessa fase verifica-se um fluxo de forte carga afetiva entre os pais e o bebê, expressa por beijos, cantigas e brincadeiras. Tudo isso, os sons e as expressões, se constituem numa linguagem e fazem parte da relação comunicativa que se estabelece entre pais e filho. Com o diagnóstico da surdez, essa relação muda quase que radicalmente.

A nossa prática vem nos mostrando que os pais, ao terem certeza da surdez do filho, passam a sentir "pena" da criança olhando-a com tristeza, tendendo a se culparem e passando a se sentir pouco a vontade ao brincar com um filho que não escuta. Essa mudança de comportamento altera significativamente a relação entre mãe e filho, e compromete o vínculo com os pais. Como este é de extrema importância para a criança, e já foi "quebrado" após o diagnóstico da surdez, necessita ser reconstruído o mais rápido possível para que não haja danos futuros maiores.

Em nossas observações percebemos que o vínculo poderá ser novamente fortalecido à medida que os pais ouvintes, junto com o filho surdo, realizem brincadeiras no dia-a-dia a fim de desenvolver a linguagem e a afetividade, fazendo fluir assim uma interação cada vez mais natural e eficiente.

Surdez/família/fonoaudiologia

Na população de surdos na cidade de Campinas (São Paulo), segundo Gonçalves (1990), há um período médio de 12 meses entre a suspeita da surdez pela família e o diagnóstico final, sendo, portanto, de 27 meses a idade média de diagnóstico.

Os pais e profissionais segundo Zapala (1998) devem estabelecer "parcerias" para o bem da criança. Para que isso ocorra é necessário: conhecer a importância da audição infantil, saber a quem encaminhar para uma avaliação e desejar que a criança seja avaliada.

Hoje, portanto, se faz necessário que profissionais da área da saúde valorizem as queixas familiares. Os médicos, principalmente, deveriam estar mais atentos quanto à preocupação dos pais com a audição de seus filhos, devido à posição de autoridade que ocupam na área da saúde, pois esse cuidado certamente evitaria prejuízos maiores no futuro. Ou seja, o período crítico para a aquisição de uma língua não deveria ser "perdido" pela criança surda, como também a compreensão dos pais sobre seu real papel para o desenvolvimento de seu filho (Rossi, 1994).

Segundo Lima (1997), quanto mais cedo se puder detectar qualquer problema auditivo, mais eficientes serão as condutas a serem adotadas e, portanto, maiores esforços deveriam ser colocados na prevenção de problemas auditivos e na detecção destes, mediante Programas de Triagem.

A detecção da surdez, nesse caso, deveria ser uma preocupação de Saúde Pública, não cabendo à família o papel que seria de instituições especializadas, e muito embora a Constituição defina garantias e direito à população, na prática, isso não ocorre. "Estamos longe de termos, pelo menos, um modelo digno de atenção à saúde infantil" (Lima, 1997).

O diagnóstico tardio acarreta implicações cognitivas, lingüísticas e emocionais, pois existe um período crítico para a aquisição de uma língua, que vai permear toda a relação mãe/filho.

É importante ressaltar que a maneira como o diagnóstico da surdez é transmitido à família, além de ser traumatizante, vai influenciar diretamente no processo de aceitação desta (Schmamman & Straker, 1980).

O objetivo maior da família, segundo Macedo (1994), é o de prover um ambiente que supra as necessidades básicas: o desenvolvimento afetivo, cognitivo, social e o sentimento de ser "aceito, cuidado e amado".

Segundo Góes (1996), "não há limitações cognitivas ou afetivas inerentes à surdez, tudo depende das oportunidades oferecidas, em especial para a consolidação da linguagem", sendo o ambiente familiar rico em ocorrências potencialmente oportunas para serem aproveitadas pelos pais, visando à aprendizagem da criança. Se forem orientados e alertados para fatos que ocorrem na rotina diária, tornar-se-ão mais atentos quanto à importância da linguagem e de certas mudanças de comportamento devido à surdez do filho.

Pais de crianças ouvintes naturalmente informam seus filhos sobre o que vão fazer ou o que pode ocorrer, pais de crianças surdas, ao contrário, se não forem alertados para esse tipo de atitude, provavelmente não o farão.

A exposição da criança a situações rotineiras que a coloquem diante de "problemas" de temporalidade, situações acidentais que levam a conseqüências, devem ser destacadas pelo adulto, pois levam-na à construção de causalidade, temporalidade e conceitos básicos (cor, tamanho, forma, categoria, classe de objetos, entre outros); essa é, a nosso ver, a situação ideal para esse período de desenvolvimento. Podemos dar um exemplo corriqueiro: o telefone ou a campainha da casa toca, enquanto a mãe brinca com o filho que não escuta. Sem mais nem menos, essa mãe se levanta para atender o telefone ou a porta sem explicar para o filho o porquê desse afastamento súbito. O que será que a criança que não escutou o barulho pensou do comportamento da mãe? Minha mãe não está gostando de brincar comigo? Onde será que ela foi? Por que saiu?

Esses "alertas" e esclarecimentos, também quanto à importância da prótese auditiva, da aprendizagem da Língua de Sinais pela família, da aprendizagem da língua oral e da escrita pela criança, entre outros, devem ser oferecidos à família pela fonoaudióloga, que deverá transformar seus conhecimentos em informações claras a essas famílias, estimulando-as a se tornarem agentes de fato e não paciente do processo, principalmente porque vão poder acompanhar e se responsabilizar pela evolução do filho, contribuindo assim para uma auto-imagem cada vez mais positiva da criança.

A conscientização dos pais sobre a surdez de seu filho e a necessidade da aquisição da Língua de Sinais, segundo Lodi & Harrison (1998), deve ser o primeiro aspecto a ser abordado, como passo decisivo para o desenvolvimento da criança.

Brincar/linguagem

A brincadeira, com o passar dos anos, foi se transformando assim como os comportamentos, os valores, os costumes, e as formas de pensamentos se transformam de acordo com as necessidades da sociedade e da natureza. Desse modo, a criança conhece e interioriza a sua cultura pelas interações sociais.

Para Leontiev (1994), "o que distingue de uma ação que não constitui uma brincadeira é apenas sua motivação, a ação lúdica é psicologicamente independente e seu resultado objetivo, porque sua motivação não reside nesse resultado".

O brincar proporciona oportunidades adequadas para a criança fortalecer o corpo, desenvolver a personalidade e adquirir competência social, sendo tão importante quanto a alimentação e proteção (Sheridan, 1990), e a qualidade da estimulação recebida por uma criança durante seus primeiros anos de vida terá resposta na sua fase adulta, ou seja, se a mãe proporcionar estímulos lúdicos estará colaborando para o desenvolvimento cognitivo de seu filho.

As relações cognitivas e afetivas conseqüentes da interação lúdica, segundo Cunha (1994), proporcionam amadurecimento emocional e vão pouco a pouco construindo a sociabilidade infantil. A criança aprende, assim, a conviver respeitando o "direito dos outros e as normas estabelecidas pelo grupo". Brincar com o outro é, então, necessário para evitar que a criança fique sem estímulo e aprenda a conviver com a crítica que um parceiro pode proporcionar.

Quando os pais participam da brincadeira do filho enriquecem-na e lhe dão prestígio. A criatividade dos pais pode estimular o processo criativo da criança, e sua paciência poderá propiciar a capacidade de observar e desenvolver a atenção. Brincar junto reforça os laços afetivos, fazendo com que a criança sinta que a brincadeira é valorizada (Sheridan, 1990).

O objetivo da brincadeira para a criança pequena é o próprio processo de brincar e não seus resultados, pois no início de seu desenvolvimento é a ação que determina o significado da brincadeira, não apresentando condições, ainda, de prever situações (Goldfelf, 1997).

Podemos observar que nenhuma das teorias sobre o jogo é universal, mas é reconhecida pelo seu potencial educacional. Portanto, para este trabalho foram considerados os termos: brincar, jogar, brincadeira e jogo como sinônimos, e o brinquedo, como definiu Kishimoto (1996), o objeto de suporte da brincadeira.

Brincar — mãe ouvinte/filho surdo

Para melhor avaliação de aspectos do desenvolvimento da criança surda diante do brincar, consideramos fundamental fazer uma investigação de caráter qualitativo uma vez que o interesse está centrado no significado da vivência entre mãe/filho, e os dados coletados são ricos em descrições de pessoas, situações e acontecimentos.

Portanto, essa pesquisa não poderia ter outra abordagem que não a qualitativa, visto que o interesse está centrado na relação mãe ouvinte/filho surdo, necessitando do contato direto e prolongado do pesquisador com o ambiente e a situação que está sendo investigada. A busca, pelas observações, das descrições de situações e acontecimentos, bem como as motivações, são características da pesquisa qualitativa.

Esse estudo foi realizado no Centro de Estudos e Pesquisas em Reabilitação Prof. Dr. Gabriel de Oliveira da Silva Porto (Cepre) da Faculdade de Ciências Médicas na Universidade Estadual de Campinas. No Programa de Orientação às Famílias de Crianças Surdas, o trabalho de campo envolveu duas crianças surdas que eram filmadas mensalmente, junto com suas mães ouvintes.

Os registros das filmagens abrangeram situações de brincadeira entre criança surda/mãe ouvinte num período de um ano e cinco meses, visto que no início das filmagens as crianças estavam com dois anos completos e terminaram com três anos e cinco meses.

Os brinquedos utilizados em nosso estudo foram selecionados pelo aspecto lúdico e pela motivação visual. A atuação da fonoaudióloga constituiu-se em encontros semanais de orientação à mãe iniciados quando as crianças tinham seis e sete meses.

Na seleção das crianças para as filmagens foram considerados os seguintes critérios: diagnóstico da surdez até um ano de idade; crianças surdas filhos de pais ouvintes e freqüência anterior ao Programa de Orientação de no mínimo seis meses.

É importante lembrar que essa situação de filmagens fazia parte da rotina do Programa e era familiar tanto para as crianças quanto para as mães, bem como um meio utilizado para que a mãe pudesse avaliar o desenvolvimento do filho mensalmente. E a novidade, neste caso, ficou por conta dos conjuntos de brinquedos que foram apresentados: na primeira filmagem o conjunto A, de quatro brinquedos e na segunda, o conjunto B, de mais quatro brinquedos. Tais brinquedos foram apresentados alternadamente, durante um ano e cinco meses nos quais a pesquisa se desenvolveu.

As filmagens, sempre que possível, foram realizadas próximas à data de aniversário de cada sujeito investigado, em cada mês da observação.

Os resultados foram analisados pelos pressupostos teóricos já citados no início deste capítulo, ou seja, a importância do papel materno no contexto do brincar, bem como o próprio desenrolar da brincadeira, pois este seria um meio privilegiado de observar o desenvolvimento infantil nos seus vários aspectos.

Ao longo de um ano e cinco meses, prazo em que se desenvolveu a pesquisa, pudemos observar que o brincar permitiu uma compreensão comunicativa e trocas afetivas entre ambos, favorecendo à mãe um conhecimento maior sobre as capacidades de seu filho ao adquirir, assim, maior segurança na maneira de orientá-lo nos mais diversos aspectos.

Queremos ressaltar que a mãe, ao julgar que pouco pode fazer para o desenvolvimento do filho surdo, comete um grande equívoco, e isso foi possível observar pelas filmagens das crianças com suas mães. A participação da mãe foi fundamental no desenvolvimento das brincadeiras, para que houvesse compreensão, motivação e comunicação.

Como podemos observar, as brincadeiras se constituíram em situações ideais para o intercâmbio comunicativo e, como bem ressalta Marchesi (1995), são o modo privilegiado, no qual surgem as possibilidades comunicativas com maior espontaneidade entre pais ouvintes/filho surdo.

As situações comunicativas aconteceram sempre de forma espontânea e tranquila, sem que nenhuma delas apresentasse dúvidas ou despendesse esforços para compreenderem-se mutuamente.

Vimos também o quanto a Língua de Sinais favoreceu a interação da mãe ouvinte com o filho surdo e concordamos com Bruner (1986) quando aponta que a aquisição dos sinais, pela criança surda, é mais rápida e mais eficiente quando se insere no campo do brincar.

A utilização e compreensão dos sinais pela mãe se constituiu, segundo Pereira (1989) e Santana (1997), como meio facilitador da interação entre ela e o filho surdo, fazendo com que a mãe se sinta mais confiante e segura, pois percebe que é capaz de aprender outra língua, e essa aprendizagem vai favorecer a comunicação entre elas, bem como lhe possibilitará verificar e avaliar toda a potencialidade do filho surdo.

O brincar promoveu uma aproximação maior entre mãe e filho, de forma tranqüila e sem conflitos, propiciando a convivência com a surdez, sem medo.

Ficou claro, também, que as mães não atribuíram à surdez alguns comportamentos de "birra" apresentados pelos filhos, nem a dificuldade de comunicação, acreditando que as crianças têm capacidade de entender e aceitar o "não" como limitante.

Constatamos que o interesse no brincar está mais centrado na proposta da brincadeira em si, por mais motivador que pareça ser num primeiro momento o brinquedo. O que de fato desencadeia o interesse da criança é como se desenvolve a brincadeira e as diferentes propostas de brincar, que são oferecidas pelas mães ou sugeridas por elas próprias.

O brinquedo e as brincadeiras criaram, tanto nas mães como nos filhos, estímulos para sugestões de formas variadas de brincar, desde a exploração do brinquedo até a formulação de regras propiciando, dessa maneira, maiores aquisições.

Houve uma diferença entre as crianças observadas, quanto ao tempo de exploração e conhecimento dos brinquedos. A constatação de que as mesmas aprendizagens ocorreram em épocas diferentes nas crianças pouco importa, pois cada um tem seu próprio ritmo. Na verdade o que nos interessa não é a época em que se adquire alguns conceitos, o que importa é que eles foram adquiridos. Pudemos constatar, o que de fato ocorreu, o respeito ao tempo de cada uma das crianças, pois a época e a forma como se processa o desenvolvimento podem variar de criança para criança (Vygotsky et al., 1988).

O brincar permitiu às mães elaborarem melhor a surdez e enfrentarem as conseqüências acarretadas pela surdez dos filhos, reavaliando seus sentimentos quanto às reais possibilidades de desenvolvimento destes, recuperando, assim, uma auto-imagem cada vez mais positiva, ao constatar a "evolução" de seus filhos que era acompanhada de sentimentos de orgulho.

Observamos na brincadeira entre mãe ouvinte/filho surdo o quanto os sinais favoreceram a interação destas, sendo utilizados de maneira espontânea e tranqüila, sem que nenhuma delas apresentasse dúvidas ou dependesse esforços para compreenderem-se mutuamente (a mãe, ainda, está em fase de aprendizagem da Língua de Sinais), favorecendo uma compreensão comunicativa de ambas as partes.

As mães demonstraram naturalidade quando as crianças falavam, não houve reforço, devido às verbalizações do filho, o que até então parecia ser fundamental às mães de crianças surdas. E o mais interessante é que essas verbalizações, por parte das crianças, ocorreram de maneira espontânea dentro do contexto sem nenhuma exigência ou incentivo por parte das mães para que isso ocorresse.

O fato de usar sinal para se comunicar com o filho surdo, a não-dificuldade de adaptação do aparelho de amplificação sonora individual, a colocação de limites, a não-exigência nem ansiedade para a fala, são comportamentos que refletem a disponibilidade das mães de enfrentar a surdez sem medo, sendo fatores fundamentais para haver de fato a aceitação da surdez, comportamentos esses desencadeados pela brincadeira, pois adquiriram uma imagem positiva de seus filhos.

Conclui-se, então, que o interesse pela brincadeira foi um recurso efetivo, tanto para a mãe como para a criança surda, para o favorecimento de uma aproximação maior entre mãe ouvinte/filho surdo. O brincar favoreceu, também, um caminho mais tranqüilo para a aquisição de novos conhecimentos pela criança surda e, ainda, permitiu à mãe constatar todo o potencial de seu filho surdo e, assim, elaborar melhor a angústia que carrega pela surdez de seu filho.

Referências bibliográficas

BOWLBY, J. *Cuidados maternos e saúde mental*. São Paulo: Martins Fontes, 1981.

BRUNER, J. *Actual minds: possible worlds*. Cambridge: Marvord University, 1986.

CUNHA, N. M. S. *Brinquedoteca um mergulho no brincar*. São Paulo: Maltese, 1994.

GÓES, M. C. R. *Linguagem, surdez e educação*. Campinas: Autores Associados, 1996.

GOLDFELD, M. *A criança surda: linguagem, cognição, numa perspectiva interacionista*. São Paulo: Plexus, 1997.

GONÇALVES, V. M. G. *Aspectos neurológicos de uma população definida de crianças deficientes auditivas*. Tese de Doutorado em Neurociências, Faculdade de Ciências Médicas, Universidade Estadual de Campinas. Campinas, 1990.

KISHIMOTO, T. M. (org.). *Jogo, brinquedo, brincadeira e a educação*. São Paulo: Cortez, 1996.

LEONTIEV, A. N. Os princípios psicológicos da brincadeira pré-escolar. In: VYGOTSKY, L. S.; LURIA, A. R.; LEONTIEV, A. N. *Linguagem, desenvolvimento e aprendizagem*. São Paulo: Ícone, 1994.

LIMA, M. C. M. P. *Avaliação de fala de lactentes no período pré-lingüístico: uma proposta para triagem de problemas auditivos*. Tese de Doutorado em Neurocências, Faculdade de Ciências Médicas, Universidade Estadual de Campinas. Campinas, 1997.

LODI, A. C.; HARRISON, R. M. P. Língua de sinais e fonoaudiologia. *Revista Espaço*: Informativo Técnico-Científico do Ines, n. 10, p. 41-6, dez. 1998.

MACEDO, R. M. A família do ponto de vista psicológico: lugar seguro para crescer. *Revista de Estudos e Pesquisa em Educação*, n. 91, nov. 1994.

MARCHESI, A. Comunicação, linguagem e pensamento das crianças surdas. In: COLL, C.; PALACIOS, J.; MARCHESI, A. *Desenvolvimento psicológico e educação: necessidades educativas especiais e aprendizagem escolar.* Porto Alegre: Artes Médicas, 1995. v. 3, p. 200-13.

PEREIRA, M. C. C. *Interação e construção do sistema gestual em crianças deficientes auditivas, filhos de pais ouvintes.* Tese de Doutorado, Instituto de Estudos Lingüísticos, Universidade Estadual de Campinas. Campinas, 1989.

ROSSI, T. R. F. *O papel educacional da fonoaudiologia com famílias de crianças surdas.* Dissertação de Mestrado em Filosofia da Educação, Universidade Metodista de Piracicaba. Piracicaba, 1994.

SANTANA, C. Abalando discurso "metodológico": tocando questões teóricas. In: LIER DE VITTO, M.F. *Fonoaudiologia no sentido da linguagem.* 2. ed. São Paulo: Cortez, 1997, p.113-26.

VYGOTSKY, L. S.; LURIA, A. R.; LEONTIEV, A. N. *Linguagem, desenvolvimento e aprendizagem.* São Paulo: Ícone, 1988.

ZAPALA, D. Universal hearing screening: observations from the trenches. *Sound ideas.* v. 2, p. 4-7, Apr. 1998.

Parte III

Surdez: Escolaridade e Linguagem

7

Considerações sobre a Construção da Narrativa pelo Aluno Surdo

IVANI RODRIGUES SILVA

Como está amplamente demonstrado na literatura (Bonvilliam, Charrow & Nelson, 1973; Meadow, 1980, entre outros), as crianças que nasceram surdas ou perderam a audição muito precocemente apresentam diferenças no que diz respeito ao seu processo de aquisição e desenvolvimento de linguagem, chamando a atenção a maneira peculiar com que esses sujeitos se apropriam da escrita.

Em trabalhos anteriores (Silva-Mendes, 1993) procuramos mostrar que o aluno surdo, filhos de pais ouvintes, lida com a escrita de um modo particular por estar esse sujeito atravessado por outro sistema – a Língua de Sinais – enquanto entra em contato com o português escrito em seu processo de alfabetização. Por essa razão, a produção escrita do aluno surdo mostra várias marcas, a saber, da língua oral que ele conhece, principalmente, via leitura labial; da própria escrita, com a qual esse sujeito entra em contato na escola durante seu processo de alfabetização; e da Língua de Sinais que faz parte de seu cotidiano, sobretudo, se ele vive em contato com outros surdos.

Neste artigo, nosso interesse volta-se para as narrativas escritas pelos escolares surdos com nível inicial de escolarização (1ª a

4ª série) e em etapas mais adiantadas (5ª série em diante), com o objetivo de fazer uma reflexão sobre como esse grupo elabora suas narrativas escritas à luz do modelo proposto por Labov & Waletsky (1967). Para tanto apresentamos, na primeira parte do texto, o referencial teórico desenvolvido pelos autores citados, em seguida mostramos resultados relativos à pesquisa com os escolares surdos e, finalmente, discutimos alguns dados do referido estudo.

Sobre a narrativa

A narrativa é um dos primeiros tipos de textos produzidos, em linguagem escrita, pela criança dentro dos muros escolares (cf. Rojo, 1989). O ensino da língua portuguesa, principalmente no período de alfabetização, tem dado à narrativa um espaço importante, pois pelas "histórias" muitos professores procuram lidar com as expectativas da criança pequena relacionadas à escrita, sem falar na importância cognitiva que esse tipo de texto assume, ao organizar determinados eventos em uma seqüência temporal, fundamental para a criança encontrar outras formas de lidar com a sua realidade. É verdade que há diferenças no modo como a escola e seus professores se apropriam desse tipo de texto: há aqueles que só utilizam as narrativas escritas para verificar como os alunos lidam com as convenções da escrita, enquanto outros, em menor escala, interessam-se em ver como as crianças assumem o papel de contadores de história, de autores de suas próprias histórias.

Dessa forma, a escolha da narrativa como um tipo de discurso direcionador das atividades de linguagem tem sido uma constante nas séries iniciais e parece ter como pressuposto a preocupação dos professores com a inter-relação entre a oralidade e a escrita (cf. Vargas, 1994), ou seja, para grande parte dos professores a criança já narra oralmente quando entra para a escola e a tarefa da escola seria, então, ensinar a narrar por escrito.

No campo teórico, o discurso narrativo tem sido explorado por muitos estudiosos de diferentes tendências, pois oferece uma fonte inesgotável de manifestações em nível lingüístico, cognitivo e social. Neste artigo, no entanto, pretendo me deter em apenas algumas das reflexões feitas sobre a narrativa, as quais foram inicialmente desenvolvidas em pesquisa anterior realizada com os alunos surdos em idade escolar.

Labov & Waletzky (1967), por exemplo, ao estudar as narrativas, levaram em conta a seqüência temporal como uma importante propriedade definidora da seqüência narrativa. Os autores apresentam um quadro teórico analítico de versões orais da experiência narrativa em inglês e estabelecem algumas proposições gerais sobre a relação das propriedades formais e funcionais da função narrativa, baseadas em padrões recorrentes característicos, desde o nível da oração, passando por unidades maiores até chegar ao nível da narrativa simples completa. Com base nesses padrões recorrentes, foi possível estabelecer funções que o discurso narrativo cumpre na situação comunicativa, ou seja, a função referencial e avaliativa, pois a recapitulação da experiência passada exige do narrador ao mesmo tempo uma organização temporal e um empenho pessoal em valorizar os fatos narrados.

Para eles, enfim, a superestrutura básica da narrativa constitui-se de: **resumo** (*sobre o que vou falar*), **orientação** (*quem, o que, quando, onde*), **complicação** (*o que aconteceu*), **avaliação** (*o que eu acho sobre o que aconteceu*), **resolução** (*o que finalmente aconte-*

ceu) e **coda** (*terminei de narrar*). A única categoria que não pode estar ausente da estrutura é a complicação, que segundo os autores, se configura na narrativa propriamente dita.

Perroni (1983a), estudando o desenvolvimento da narrativa em crianças pequenas, à luz dos pressupostos sociointeracionistas, mostra que esse é um tipo de discurso cujas estruturas mínimas já foram constituídas – em interação com o adulto – pelo diálogo e durante os anos pré-escolares que antecedem a alfabetização, ou seja, as crianças constroem com o adulto a estrutura da narrativa de forma dialógica e, inicialmente, segundo Perroni (op. cit.), fluem os discursos narrativos que denominou "relatos" por tematizarem eventos reais e, geralmente serem compartilhados entre a criança e o adulto a sua volta; a seguir surgiria "a história", mais presa ao conhecimento do mundo ficcional e, finalmente, apareceria o "caso", cuja estrutura mista permitiria à criança lançar mão de colagens e combinações livres entre o mundo real e o mundo ficcional.

Rojo (1989), trabalhando com narrativas de crianças em fase inicial de escolarização e na forma escrita, também dentro de uma perspectiva socioconstrutivista, indica que algumas categorias presentes no texto narrativo – como o cenário – aparecem como já constituídas no processo de construção de narrativa por escolares em início de escolarização (2ª a 4ª séries), enquanto categorias como a complicação, resolução e o desfecho estão ainda em fase de constituição.

O pressuposto básico da autora é que os aspectos formais e funcionais, envolvidos nesse processo, teriam lugar nos anos de escolarização básica, ou seja, durante os primeiros contatos da criança com a leitura e a escrita em um ambiente formal. Para ela a criança teria a sua "produção de histórias" regida pela necessidade de captar a atenção de seu interlocutor, e a passagem dessa fase para o mundo da escrita é decorrente do próprio letramento e da prática escolar, isto é, a escola seria um lugar privilegiado para fornecer à criança maiores possibilidades de conhecer/refletir sobre os aspectos que antes lidava apenas na oralidade.

Para Rojo (op. cit.), na escola a criança passará a ser mais exigida em relação à construção de histórias estruturadas à maneira do discurso ficcional, e nesse espaço não contará mais com a construção conjunta do adulto, algo que a criança estava acostumada no mundo oral.

Outros pesquisadores apontam, inclusive, que algumas crianças pequenas já percebem certos aspectos da linguagem escrita. Benveniste (1987) e Kato (1986), por exemplo, ao discutirem o contínuo entre a oralidade e a escrita, apontam que algumas crianças ainda muito pequenas já são capazes de refletir sobre as diferenças entre a linguagem oral e a linguagem escrita, e que essa percepção é construída indiretamente por meio da observação da linguagem do adulto. Além disso, tais crianças são influenciadas por certas estruturas comuns presentes nas histórias (por exemplo, "Era uma vez") que lhes são contadas pelos adultos.

Para as autoras, essas crianças, mesmo em idade pré-escolar, já demonstram perceber que a leitura é sempre feita de um certo modo e obedece a um certo padrão entoacional, que determinadas palavras devem estar presentes nas histórias e, sobretudo, se apropriam de certo estilo, percebido nos adultos que lhes contam ou lêem histórias, quando estão em atitude de leitura, isto é, contando ou "lendo" histórias como viram seus pais ou outros adultos fazendo: trata-se, enfim, de a criança usar certos traços como o de usar uma curva entoacional própria, virar as páginas do livro de certa maneira, mesmo sem decifrar a escrita que se lhes apresenta, silabar algumas palavras de modo que propicie o clima que quer dar ao seu texto etc.

Tannen (1982) foi outra pesquisadora que se deteve sobre as narrativas. Ao fazer uma revisão sobre os estudos que tratam das relações entre linguagem oral e escrita elabora um resumo interessante sobre pesquisas que tratam, de um lado, da tradição oral e, de outro, da tradição escrita. Ao analisar as narrativas produzidas por mulheres gregas e americanas, percebeu que as gregas ao construírem suas narrativas omitiam delas um grande número de detalhes, deixando-as de menor tamanho quando comparadas com as de mulheres americanas, cuja narrativa primava pela riqueza de detalhes e, por conseguinte, tinha maior extensão. Longe de apontar uma supremacia de um grupo em relação ao outro por conta desse padrão diferenciado apresentado pelos dois grupos de mulheres, Tannen (op. cit.) avaliou o traço cultural que isso demonstrava. Segundo a pesquisadora, os falantes gregos costumavam fazer mais juízo de valor sobre o que narravam, enquanto as mulheres americanas traziam mais detalhes em relação ao assunto narrado; ou seja, para a autora, as americanas pareciam estar operando com um conjunto de expectativas (como sendo sujeito de um experimento) diferente daquele com o qual as gregas operavam, já que para estas últimas a situação em questão (contar um filme visto) estava relacionada à conversa do dia-a-dia.

Tannen mostra, em suma, que há um modo próprio como as diferentes culturas se apropriam da narrativa, detalhando ou não certos aspectos contidos no interior da história que se propõem a narrar, deixando outros traços apenas subentendidos. Isso demonstra, enfim, que não há uma só maneira de narrar, e para o nosso estudo interessa deixar em aberto as possibilidades de os escolares surdos terem uma opção orientada para outros aspectos que não aqueles já esperados dentro de certa tradição escolar, talvez determinada, de alguma maneira, pela forma visual da Língua de Sinais – sistema que se faz presente no cotidiano desses alunos.

A construção da narrativa pelo aluno surdo

Ao focalizarmos a construção do discurso narrativo pelo aluno surdo,[1] pretendíamos compreender melhor como as crianças e os adolescentes surdos que cresceram tendo um *input* lingüístico pouco adequado, por não terem sido expostos de maneira efetiva a um tipo de linguagem convencional (o português ou a Língua de Sinais)[2] desde a mais tenra idade, lidavam com as funções de narrar.

1. As discussões feitas no presente artigo foram resgatadas de minha dissertação de mestrado "O uso de categorias funcionais na construção do discurso narrativo do surdo", apresentada ao IEL/Unicamp sob a orientação da profa. dra. Maria Bernadete Marques Abaurre, em 1998.
2. Os alunos surdos participantes da referida pesquisa nasceram em famílias ouvintes que não tinham contato sistemático com a Língua de Sinais da comunidade surda brasileira e, portanto, utilizavam a Língua de Sinais apenas dentro dos espaços do Cepre com os outros surdos do Programa Escolaridade e Surdez. Por outro lado, esses alunos surdos freqüentavam escolas regulares onde haviam poucas oportunidades de utilizarem a Língua de Sinais, sendo a língua oral, para esse grupo de alunos, uma alternativa comunicativa mais efetiva com a comunidade maior (família, escola, amigos etc.). Em geral, apenas poucos alunos desse grupo apresentavam uma fala funcional (apesar de apresentarem, a maioria, boa leitura labial).

Os alunos pertencentes ao Programa Escolaridade e Surdez[3] foram divididos em dois grupos (um em fase inicial de alfabetização – até a 4ª série, e outro em fases mais adiantadas da escolaridade – 5ª série em diante). A produção do texto narrativo em nosso estudo ocorreu sempre após a apresentação de uma seqüência de quadros (págs. 124 e 125), pela qual era solicitado ao aluno surdo que criasse uma história. Essa história era contada pelo aluno, primeiro, por meio de sinais e depois por meio da escrita.

Uma dificuldade na coleta de dados estava relacionada ao fato de as crianças mais novas, que freqüentavam a 1ª ou a 2ª série do ensino fundamental, estarem, quase sempre, em um nível de desenvolvimento da escrita definido, por alguns autores, como nível pré-silábico ou silábico,[4] momento em que o sujeito que "aprende" testa hipóteses e busca soluções para seus inúmeros conflitos diante desse objeto misterioso que é a escrita. Muitos desses textos,[5] portanto, não puderam ser aproveitados para a análise, pois constituíam-se, freqüentemente, em desenhos ou simples garatujas.

---

3. O Programa Escolaridade e Surdez do Centro de Estudos e Pesquisas em Reabilitação (Cepre) – Faculdade de Ciências Médicas da Unicamp recebe alunos surdos que freqüentam escolas regulares para um trabalho que visa dar condições significativas para a produção da leitura e da escrita.
4. Nível pré-silábico caracteriza-se por escritas que não apresentam nenhum tipo de correspondência sonora entre a grafia e o som. A construção gráfica de uma palavra é realizada por outros tipos de consideração. Nível silábico é aquele em que a criança já compreende que as diferenças das representações escritas relacionam-se com as diferenças na pauta sonora das palavras (Contini, 1988).
5. Escolhemos as seguintes situações narrativas: Situação A: "O Chute" (14 textos); Situação B "A Menina e o Cachorro" (8 textos) e Situação C: "O

Para a análise do gênero narrativo, estávamos interessados em saber, em primeiro lugar, se os escolares surdos eram capazes de organizar suas narrativas em seções – como propõem Labov & Waletsky (op. cit.) – ou se apenas as construiriam no seu sentido mais básico: a complicação (o essencial, segundo os autores citados). Em segundo lugar, desejávamos verificar se a escolaridade do sujeito, como propõe Rojo (1989), intervém no desempenho do texto narrativo do aluno surdo, isto é, se o cumprimento das etapas escolares acrescentaria ou não ao texto narrativo do surdo as outras seções previstas no âmbito do modelo laboviano.

Dessa forma, pretendeu-se verificar se havia, nos textos analisados, marcas características da estrutura narrativa, a saber: "Era uma vez", "Viveram felizes para sempre", como também avaliar a construção dos personagens nessas narrativas. Nesse aspecto, queríamos investigar se poderia se observar uma objetivação do aluno surdo em criar (nomear) seus personagens de forma independente. Ademais, parecia-nos interessante mostrar se havia um trabalho, ainda que mínimo, com as personagens que já indicasse a preocupação do surdo em mostrar para o seu leitor sua compreensão a respeito da função desse elemento da narrativa.

Em suma, a fim de determinar o aparecimetno ou não da narrativa, seguindo-se os parâmetros labovianos, identificamos nas histórias escritas por nossos sujeitos:

Tombo" (12 textos), que contemplavam produções escritas de alunos surdos tanto da primeira (1ª à 4ª séries) quanto da segunda etapa escolar (5ª série em diante). Dadas as restrições de espaço, neste artigo só discutiremos alguns textos da Situação narrativa A ("O Chute").

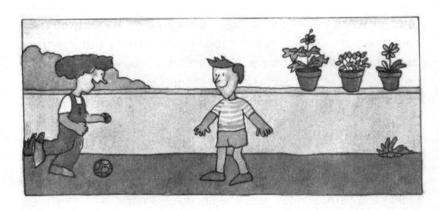
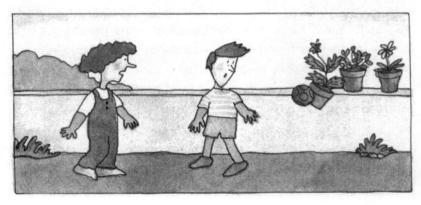

CONSIDERAÇÕES SOBRE A CONSTRUÇÃO DA NARRATIVA PELO ALUNO SURDO

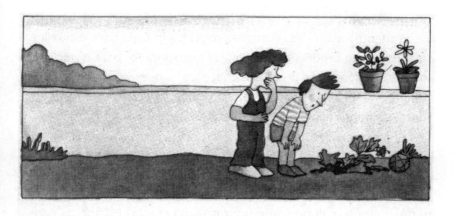

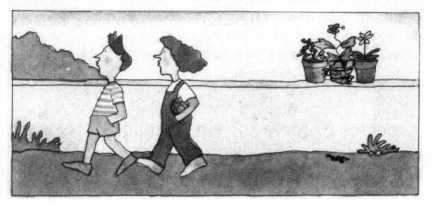

a) se havia ou não dependência temporal entre os eventos ("A então B", isto é, a complicação propriamente dita);
b) se o texto narrativo, cumprindo sua parte essencial descrita em "a", desenvolvia outras seções previstas para a estrutura narrativa como resumo, avaliação, resolução, coda.

A identificação dessas seções foi sempre feita com o auxílio da situação de produção, ou seja, foi incorporado, para a decisão sobre a existência de uma dessas seções, o nosso próprio conhecimento da história narrada e da "tradução"[6] feita pelo sujeito surdo, sempre depois que terminava de escrever sua história.

Era preciso marcar se havia diferença entre a narrativa da criança e a do adolescente, por isso, buscamos observar como os alunos surdos pertencentes aos dois grupos introduziam os outros elementos da narrativa, tais como personagens, enredo e cenário, e como o aluno surdo utilizava-se de certas estruturas congeladas, próprias das histórias infantis, como "era uma vez", "um dia" e de operadores narrativos tais como "depois", "daí" e "aí", os quais poderiam demonstrar o nível de intimidade do aluno surdo com esse tipo de estrutura.

Aspectos observados em relação à estrutura narrativa dos alunos surdos

A pesquisa mostrou, como pode ser observado pelas Tabelas 1 e 2, a seguir, que a maioria dos textos narrativos tanto de crian-

---

6. Após produzirem a narrativa na modalidade escrita, o surdo procedia à leitura de sua história diante do professor utilizando-se de todos os recursos disponíveis (LO, LE, Libras, desenho, dramatizações).

ças quanto de adolescentes surdos não traz aquelas estruturas congeladas comuns ao texto narrativo como "Era uma vez", geralmente, importadas de outro tipo de histórias, de fadas, por exemplo, e consideradas importantes para a emergência desse tipo de discurso, no contexto escolar.

Tabela 1 – Grupo I

Aluno	Série	Situação narrativa	Uso de estruturas congeladas	Uso de operadores narrativos
A-8 anos	1ª	O Chute	–	–
B-9 anos	2ª	O Chute	–	–
C-11 anos	4ª	O Chute	–	–
D-13 anos	3ª	O Chute	–	E
E-11 anos	4ª	O Chute	–	Aí – Aí
F-14 anos	4ª	O Chute	–	Depois – e
G-17 anos	4ª	O Chute	–	–

Tabela 2 – Grupo II

Aluno	Série	Situação narrativa	Uso de estruturas congeladas	Uso de operadores narrativos
H-15 anos	5ª	O Chute	–	E
I-11 anos	5ª	O Chute	Era uma vez – fim	Depois – Depois – Aí
J-16 anos	5ª	O Chute	–	Depois
L-14 anos	5ª	O Chute	–	E
M-16 anos	5ª	O Chute	–	Depois
N-21 anos	6ª	O Chute	–	E
O-22 anos	7ª	O Chute	–	Depois

Verificamos, conforme demonstram as tabelas que, no Grupo I (composto de escolares surdos que freqüentam até a 4ª série), o aparecimento de estruturas congeladas e operadores narrativos foi mais raro do que no Grupo II. Esse fato, de certa forma, comprova nossa hipótese inicial de que os surdos mais velhos – e portanto, mais escolarizados – apresentariam um maior domínio do gênero narrativo. Isso, certamente, permite-nos correlacionar idade e série escolar como aspectos importantes para o desenvolvimento do gênero narrativo.

De qualquer forma, devidamente preenchido, os textos em sua maioria apresentam uma estrutura narrativa de acordo com a tipologia de Labov & Waletzky (op. cit.), pois possuem o que é essencial para esse tipo de texto, que é a Complicação. Ver Tabelas 3 e 4 a seguir:

Tabela 3 – Grupo I

Aluno	Série	Situação narrativa	Ordenação temporal de eventos (complicação)
A-8 anos	1ª	O Chute	Não há Complicação
B-9 anos	2ª	O Chute	Não há Complicação
C-11 anos	3ª	O Chute	Há Complicação
D-13 anos	3ª	O Chute	Há Complicação
E-11 anos	4ª	O Chute	Há Complicação
F-14 anos	4ª	O Chute	Há Complicação
G-17 anos	4ª	O Chute	Não há Complicação

Tabela 4 - Grupo II

Aluno	Série	Situação narrativa	Ordenação temporal de eventos (complicação)
H-15 anos	5ª	O Chute	Há Complicação
I-11 anos	5ª	O Chute	Há Complicação
J-16 anos	5ª	O Chute	Há Complicação
L-14 anos	5ª	O Chute	Há Complicação
M-16 anos	5ª	O Chute	Há Complicação
N-21 anos	6ª	O Chute	Há Complicação
O-22 anos	7ª	O Chute	Há Complicação

Há, entre os escolares surdos do Grupo I, maior dificuldade em realizar a seção narrativa complicação – parte essencial da narrativa em termos labovianos –, mas, mesmo assim, a maior parte desse grupo conseguiu cumprir essa função, enquanto todos do Grupo II realizaram-na (Tabelas 3 e 4).

Há também a presença das seções orientação, avaliação e da resolução, em quase todos os textos dos alunos surdos do Grupo II e apenas em três textos, relativos ao Grupo I, como demonstram as Tabelas 5 e 6 a seguir:

Tabela 5 - Grupo I

Aluno	Série	Situação narrativa	Desenvolvimento de outras seções narrativas
A-8 anos	1ª	O Chute	Não há Narrativa
B-9 anos	2ª	O Chute	Não há Narrativa
C-11 anos	3ª	O Chute	Não há as outras seções narrativas
D-13 anos	3ª	O Chute	Orientação e Resolução

129

Tabela 5 – Grupo I (continuação)

Aluno	Série	Situação narrativa	Desenvolvimento de outras seções narrativas
E-11 anos	4ª	O Chute	Orientação – Resolução
F-14 anos	4ª	O Chute	Orientação – Avaliação e Resolução
G-17 anos	4ª	O Chute	Não há Narrativa

Tabela 6 – Grupo II

Aluno	Série	Situação narrativa	Desenvolvimento de outras seções narrativas
H-15 anos	5ª	O Chute	Avaliação – Resolução
I-11 anos	5ª	O Chute	Orientação – Avaliação – Resolução – Coda
J-16 anos	5ª	O Chute	Orientação – Avaliação e Resolução
L-14 anos	5ª	O Chute	Avaliação – Resolução
M-16 anos	5ª	O Chute	Orientação – Resolução
N-21 anos	6ª	O Chute	Resolução
O-22 anos	7ª	O Chute	Orientação – Avaliação e Resolução

Pela análise geral dos dados de nossos sujeitos foi possível perceber que, do total de 34 textos escritos pelos dois grupos participantes da pesquisa, a maioria conseguiu realizar a seção complicação que nos termos de Labov & Waletzky (1967) é a parte essencial da narrativa. Apenas seis desses textos não apresentaram essa seção narrativa, e todos eles pertenciam aos alunos surdos do Grupo I que freqüentavam a primeira etapa escolar (1ª a 4ª séries).

Relativamente às outras seções da narrativa, propostas pelos autores citados, tais como o resumo, a avaliação, a resolução e a coda, apenas alguns alunos pertencentes ao grupo de surdos que estavam matriculados na primeira etapa escolar realizaram algumas dessas seções (sete alunos). Já o outro grupo, que cursava a segunda etapa escolar (5ª série em diante), conseguiu apresentar outras seções em 15 dos textos narrativos.

O uso de operadores narrativos e estruturas congeladas também foi diferente nos dois grupos analisados: o Grupo I utilizou-se de estruturas congeladas em apenas dois textos narrativos, enquanto o Grupo II utilizou-as em quatro de seus textos.

O uso de operadores narrativos (aí, depois, e) foi bem maior no Grupo II do que no Grupo I, demonstrando que a escolaridade pode ser um fator importante para a maior compreensão e uso o desses operadores.

Deve-se ressaltar, em relação ao melhor desempenho no uso das funções da narrativa, que quanto mais cedo a família do aluno surdo se cercou da Língua de Sinais e se serviu dela para a interação com seu filho surdo, mais cedo a criança surda conseguiu entender as funções narrativas e lançar mão delas no seu cotidiano. Isso pode ser percebido pelo desempenho demonstrado por um dos sujeitos do Grupo I (aluno E-11 anos).

Outras pistas fornecidas pelas narrativas dos escolares surdos

É importante enfatizar que muitos desses alunos estavam sendo reprovados pela segunda ou terceira vez na série escolar, e uma das justificativas para tal fato era a dificuldade de ler e escrever demonstrada pelos alunos na rotina escolar. Percebemos em nosso estudo que a dificuldade existe, mas ela não está restrita apenas a esse grupo de alunos – apesar de ser mais séria nele – e está ligada a diversos fatores. Dentre eles, devem ser destacados: as expectativas dessas crianças em relação à função da leitura e da escrita, o pouco contato que esse grupo tem com material escrito fora do ambiente escolar e a pouca experiência em relação ao funcionamento da língua portuguesa.

Narrativa 1: O Tombo

Complicação	O menino anda caiu banana a menina assustou.
Resolução	Menino junto comer a menina. (B.–9 anos, 3ª série)

Como se pode observar pelo texto acima, uma das dificuldades, ao analisarmos as narrativas de surdos, vinha da própria dificuldade de se definir as sentenças (onde começam e onde terminam) de seus textos. Além disso, pelo uso peculiar que fazem de categorias funcionais do português (como verbos, auxiliares, preposição e conectores em geral), a ordem cronológica desses enunciados também era mais difícil de recuperar, mesmo porque o verbo parecia não funcionar como estruturador da coerência textual e as relações entre os tempos verbais são particularmente importantes nos textos narrativos porque, por elas, são realizados o encadeamento, a progressão temporal necessária para recapitular uma realidade em movimento. Aliás, essa foi uma grande dificuldade para interpretar os dados à luz do modelo laboviano, que entende a unidade oracional de uma maneira precisa e com base nas divisões em orações (livres, subordinadas) as quais vão se estruturando nas chamadas "seções narrativas".

O problema, no que tange à produção escrita de surdos, está relacionado, então, à dificuldade de se definir a extensão de uma sentença e à ausência dos elementos relacionais, comprometendo, por vezes, a seqüência de eventos que o texto, de fato, procura mostrar; ou seja, ao pouco domínio que têm da gramática da língua portuguesa. A falta de uma ordem sintática esperada para o português escrito e de outros elementos cruciais que deveriam estar presentes nas sentenças, para facilitar o sentido desses enunciados, fazem com que tais textos sejam mais difíceis de serem compreendidos pelo leitor ouvinte, o qual já espera determinadas categorias ou ordem sintática próprias de nosso sistema de convenções.

Por outro lado, se aceitamos essa maneira de se expressar do indivíduo surdo e preenchemos as lacunas de seu texto, podemos chegar a uma interpretação coerente com a proposta pretendida (escrever uma história baseando-se em figuras). Veja que a Narrativa 1, por exemplo, já traz uma marca importante desse gênero textual que é o verbo no pretérito perfeito ("caiu", "assustou").

Deve-se levar em conta, também, a imagem que o surdo tem de si próprio (muitas vezes já cristalizada de mau comunicador), do seu interlocutor e da situação discursiva (no nosso caso de produção da escrita), que podem ser consideradas variáveis importantes para a produção de narrativas escritas. Assim, a depender de como ele lida com todos esses elementos, seu discurso poderá se modificar tanto para ser mais implícito ou mais explícito, e isso deverá ser levado em conta no momento da discussão desses dados. Estamos considerando, na leitura de seus textos narrativos, as informações dadas por eles porque, se levássemos em conta apenas o que escreveram, não poderíamos interpretar algumas seções como sendo narrativas, de acordo com Labov & Waletzky (1967).

Narrativa 2: O Chute

Orientação	Lucas chama o bola e andando no chão
Complicação	Lucas estava a bola e jogou vaso
Complicação	Lucas fica o vaso e quebrou a rua no chão
Resolução	Lucas e Clayton está arrumando com vaso e figuir no chão. (H.–15 anos, 5ª série)

Na narrativa acima, as sentenças devem ser lidas com os devidos preenchimentos. Algo parecido com o que Rojo (op. cit.) denomina "fragmentos icônicos" verifica-se, por exemplo, no enunciado "Lucas chama o bola e andando o chão", pois o sujeito não explicita muito do que deveria, deixando que o contexto complemente sua informação (ao ser indagado: Lucas chamou quem?, aponta para a gravura mostrando que Lucas chamou o colega (Clayton) para jogar bola). Além disso, "andando no chão" parece-nos ser mais uma inadequação semelhante àquela descrita por Beaugrand & Dressler (1981), como a noção de *default*. Ou seja, nem tudo o que é dito ou escrito em determinados contextos é necessário ou suficiente para a sua compreensão. A princípio, só se anda no chão e, assim, não há a necessidade de marcar esse fato. Esse não é um fato isolado na produção escrita de nossos sujeitos: "jogar a bola no campo" (= jogar futebol), " jogar água, passar sabonete e enxugar" (= tomar banho) etc.

Nesse texto, ainda, parece-nos que o sujeito utiliza-se da exófora (remetendo-se à figura que serve de pretexto para a produção da narrativa escrita), recurso muito utilizado pela criança em uma fase inicial de alfabetização, quando ainda não percebeu que na escrita o que falta "é o corpo", ou seja, que ela deve substituir, na modalidade escrita, todos os dados prosódicos e aspectos paralinguísticos que ajudam a completar o sentido de seus enunciados na oralidade[7] (Vieira, 1988). Veja: em "Lucas estava a bola e jogou o vaso", que foi lida pelo aluno surdo como se fosse "Lucas estava jogando a bola e jogou a bola no vaso", nota-se que a falta do gerúndio e do substantivo bola ou de um pronome marcando a referência (por exemplo, jogou-a), traz ambigüidade ao texto do aluno. Alguns alunos surdos estão ainda bastante presos a certos mecanismos muito comuns na idade pré-escolar (ver Perroni, 1983), em que o adulto construía conjuntamente sua narrativa, solicitando informações adicionais ou complementando pontos obscuros daquilo que a criança narrava utilizando perguntas do tipo: Onde?, Como?, Por quê?, Quem? etc.

Narrativa 3: O Chute

Orientação	A Daniela e o Tadeu brincamos a bola
Complicação	Depois eles jogam a flor com a bola cair
Complicação	A flor quebrou o vaso
Avaliação	Eles viram quebram uma flor
Resolução	Eu e o Tadeu fugiu de mansinho. (F. – 14 anos, 4ª série)

Em relação à Narrativa 3, pode-se dizer que há uma estrutura completa da narrativa, se considerarmos que é facultativa a presença do resumo e da coda. Verifica-se, ainda, o uso de operadores narrativos (como o "depois"), que demonstra o esforço do narrador em fazer uma seqüência das ações que pretende narrar. Na linha 2 encontra-se o início do clímax da narrativa, ou seja, a

---

7. Dadas as limitações impostas pelas condições de produção, na língua escrita, as relações coesivas e a transmissão de informações são efetuadas por meio do léxico, da sintaxe e dos sinais de pontuação.

complicação, na qual existe uma dependência temporal novamente não expressa pelo escolar surdo (A Daniela e o Tadeu estavam brincando de bola, eles jogaram a bola no vaso e o derrubaram, quebrando a flor), mas percebida, por ter ele demonstrado tanto em sua expressão não-verbal quanto na leitura feita posteriormente junto com a professora-investigadora. Dessa maneira persistem em nossos dados amostras de que os sujeitos, mesmo não preenchendo todo o arcabouço narrativo, fazem-no, pelo menos, para a parte mais básica – aquilo que é considerado o essencial para Labov & Waletzky (op. cit.). Há, porém, exceções, que comentaremos mais adiante.

Narrativa 4: O Chute

	Clayton e Lucas
Orientação	1. 1) O Lucas chama do Clayton, que falar com 2. o Lucas. 3. Assim que o Lucas jogar a bola para o futebol, 4 e 5. o lugar na rua.
Complicação	6. 2) O Lucas ganhou 1 x 0 perdeu o Clayton, 7. ele sabe tudo é artilheiro. 8. O Clayton ganhou 1 x 1 igual o Lucas fica 9. nervoso, sim o Lucas faz bomba.
Complicação	10. 3) O Lucas chute a bola do vaso caiu. 11. 4) O Clayton falou:
Avaliação	12. — Você é burro, ele ficou preocupado que 13. quebrou você precisa arrumar do vaso.
Avaliação	14. 5) A avô ficar olha dois vasos que lembrou 15. três vasos.
Resolução	16. Os dois meninos arrumaram (?) o vaso, 17. depois colocou a cima do vaso. Avô ficou bravo, eles fugiram. (J. – 16 anos, 5ª série)

Na narrativa anterior, por exemplo, além de notarmos uma maior caracterização do cenário, percebemos que as relações entre tempos verbais auxiliam na compreensão do encadeamento das ações do tempo narrativo ("ganhou", "ficou preocupado", "quebrou" etc.). J. – 16 anos investe mais que os outros na exploração das personagens principais, sendo um dos poucos que integram uma personagem secundária na história. Há a nomeação dos dois personagens (Clayton e Lucas) e, de algum modo, o aluno procura integrar a eles certas características que fazem com que sua narrativa ganhe uma vida mais autônoma em relação aos outros textos analisados (Clayton é artilheiro). Sem contar que a retomada durante a narrativa é feita ainda com o recurso da repetição lexical, com exceção das ocorrências nas linhas 6, 12, 18, em que há uso de pronomes e em 16, em que a recuperação das personagens é realizada por meio da frase "os dois meninos", demonstrando, assim, que esse sujeito preocupa-se com a coesão de seu texto.

Narrativa 5: O Chute

Orientação	O menino quer conversar com ele vai vou embora a para o campo
Complicação	Ele jogo a bola derruba no muro em cima a vaso caiu no chão
Avaliação	Eles ficam preocupada o vaso quebrado no chão aqui
Resolução	Depois os meninos vai arrumaram o vaso Eles fugiu mas a mãe dele ñ sabe segredo (0-22 anos)

Esse texto foi escrito por um de nossos alunos mais velhos e mais escolarizados (22 anos e 7ª série), mas não se nota uma desenvoltura maior desse surdo na elaboração de sua narrativa, a exemplo daquela demonstrada por J. – 16 anos, autor da narrativa anterior, (n. 3) ou de I. – 11 anos, autora da narrativa n. 6, que será apresentada a seguir. Não há exploração dos elementos principais da narrativa como cenário, tempo e personagens, mas tão-somente "uma descrição" da gravura.

A falta de um trabalho com o cenário, contudo, poderia ser explicado pelo fato de esses alunos surdos estarem diante de uma seqüência de figuras e pensarem que, nessa situação, devem apenas trazer as ações representadas pelos quadros, como propõe Spinillo (1993). Essa autora concluiu que o nível narrativo das histórias das crianças pode variar conforme as condições de produção, e a solicitação de histórias com base em representações pictográficas (desenho, gravura) pode mascarar as reais habilidades narrativas das crianças. Isso, de fato, pode estar acontecendo com os nossos sujeitos, que não estariam conseguindo distanciar-se das gravuras, mas, por outro lado, não deve ser essa a única razão para o desempenho apresentado por eles, na construção de narrativas.

Vieira (1988), analisando o desenvolvimento da elipse em textos narrativos, descritivos e argumentativos, concluiu que a aquisição e o desenvolvimento do esquema textual parece demonstrar que a criança ouvinte assimila o processo da narração por volta da 2ª série, o da descrição em torno da 4ª série e o da argumentação só mais tarde, a partir da 6ª série. O autor parece confirmar que a narração é o gênero textual que a criança domina mais cedo e que a elipse, observada em sua análise, resulta de estratégias mais complexas, adquiridas pelas crianças mais tardiamente, em uma fase que elas começam a abandonar aquelas estratégias mais utilizadas no código oral, em proveito das que estão sendo "aprendidas", devido à maior proximidade com a modalidade escrita, à qual vão se adaptando gradualmente. Nesse sentido, quando a criança começa a distinguir a figura do leitor de seu texto daquela do professor (para quem escrevo?), começa a perceber que a escrita tem regras próprias e assim seu texto, nessa modalidade, começa a distanciar-se do oral. Nesse momento, segundo o autor, a exófora, muito comum até essa descoberta, cede lugar à anáfora e o texto acaba por constituir-se em um veículo de comunicação em si mesmo, não precisando voltar-se sistematicamente à situação.

A Narrativa 6, a seguir, parece demonstrar esse momento de descoberta do aluno surdo das possibilidades da escrita como objeto. Enquanto alguns alunos surdos ainda não chegaram à percepção de que o texto escrito existe para ser lido por alguém (nem sempre o professor) e que há necessidade de um distanciamento maior do autor do texto em relação ao seu próprio texto, outros distanciam-se dos demais pela abstração que fazem do receptor de seu texto escrito, apontando para um leitor universal, e não apenas para o professor do contexto imediato. Fazendo isso, esse aluno se distancia da situação e, nos termos de Salek-Fiad (1997), consegue efetuar outras seleções importantes para o seu texto: aspectos textuais, gramaticais e lexicais. Note também que esse aluno, com apenas 11 anos de idade já cursava a 5ª série do ensino fundamental, situação bastante diversa de seus outros colegas surdos que, em geral, só conseguem chegar a esse nível escolar com bem mais idade (ver, por exemplo, a Narrativa 3 ou 5).

Na Narrativa 6, enfim, vários fatores podem ser observados com relação aos aspectos textuais: esse sujeito já percebeu que a estrutura narrativa deve ter um começo, meio e fim definidos; a escolha lexical visa esse universo textual em particular e a escolha gramatical (verbos no pretérito) demonstra que ele sabe que as ações devem ser trazidas numa ordem particular, com marcadores próprios; há a nomeação dos personagens e há, além disso, as estruturas congeladas próprias do gênero narrativo ("Era uma vez uns meninos que se chamavam Paulo e Vitor"), o uso dos operadores narrativos "depois", "aí", que mostram o maior domínio na marcação dos eventos numa linha temporal ("Eles estavam brincando de futebol depois o Paulo..."), ("aí o Vitor teve uma idéia"). Destaca-se, igualmente, a maneira encontrada por I. para marcar o momento mais intenso da narrativa, deixando um clima de suspense ("aí o Vitor teve uma idéia"). Além de apresentar o fecho formal ("fim") da narrativa que, nos termos labovianos, é denominado Coda. Tudo isso demonstra uma maior intimidade desse aluno surdo de 11 anos de idade com esse universo textual.

Narrativa 6: O Chute

Orientação	1. Era uma vez uns meninos chama-se Paulo 2. e Vitor.
Complicação	3. Eles brincam de futebol, depois o Paulo 4. chutou o vaso da flor quebrou.
Complicação	5. O Paulo e Vitor ficam assustado, depois 6. como vai fazer isso, ai o Vitor já ter uma 7. idéia.
Resolução	8. Ele tirou o laço do sapato, montou o vaso e 9. amarrou o laço.
Coda	10. Fim (I. – 11 anos, 5ª Série)

Desse modo, acreditamos que a persistência de um grande número de alunos surdos em se prenderem muito às figuras da gravura dada revela – não discordando inteiramente do que propõe Spinillo (op. cit.) – que alguns de nossos sujeitos não atingiram um nível de intimidade com a modalidade escrita e com o gênero discursivo suficiente para permitir-lhes melhor relação com o contexto. Concordamos com Rojo (1989: 386) quando diz:

> [...] a construção do discurso narrativo – na oralidade e na escrita – é um momento especialmente importante da construção da subjetividade e da objetividade, na medida em que a entrada da criança no mundo narrativo ("story world") é um momento de passagem que a retira do papel de participante dos fatos do mundo e lhe abre a possibilidade do papel de observadora e espectadora do mundo e de si própria e, no caso da ficção, de mundos e caracteres alternativos e possíveis por esta viabilizados.

Isso, de certa forma, está refletido na nossa amostra de narrativas, quando percebemos que, em geral, as crianças surdas do Grupo I pareciam ainda estar construindo o arcabouço da narrativa, ao mesmo tempo em que lidavam com as regras das convenções da escrita do português. O número de enunciados apresentados por nossos sujeitos, em geral, era equivalente ao número de figuras do texto, com exceção das crianças surdas do Grupo II que já estavam, aparentemente, mais compromissadas com o ato de narrar e, tendo maior domínio dessa estrutura, permitiam-se expandir o seu texto narrativo com outras intenções, por exemplo, a de prender a atenção do leitor, objetivando mais as funções da narrativa. Esses sujeitos são aqueles que parecem já ter interiorizado tal arcabouço, e sabem que a narrativa precisa ser trabalhada nos seus vários elementos.

Nesse sentido, a Narrativa 3, de J. – 16 anos, discutida anteriormente, demonstra a preocupação com a expansão temática contida na seqüência de figuras, permitindo-nos dizer que esse sujeito surdo já dispõe de alguns esquemas da estrutura narrativa internalizados: a preocupação em trazer, nos termos labovianos, uma seção de orientação, de avaliação e uma seção destinada à resolução do problema tratado no enredo.

Percebe-se que esse é um texto mais extenso que os outros por não se prender ao número de figuras, ou seja, não é simplesmente um relato ou apenas um embrião de narrativa (geralmente apresentado pelos alunos surdos que cursavam a 1ª série), pois esse narrador surdo, autor do texto, parece compreender a necessidade de preencher um arcabouço, pelas convenções e pelos usos de elementos típicos do esquema narrativo de história, situação na qual a linguagem deve dar conta de efetuar segmentações que dão ao texto maior legibilidade, fator responsável pelo maior nível de adequação de seu texto.

Há, nessa narrativa, além disso, uma descentração do narrador que já consegue construir as personagens de maneira mais autônoma, e tenta construir diálogos próprios a esse tipo de texto, aumentando, com isso, o grau de elaboração de sua narrativa. Percebe-se aí o que Rojo (op. cit.) esclarece a respeito da construção do discurso narrativo: um envolvimento maior desse aluno surdo com o "mundo narrado", não só por meio do papel de participante, mas sobretudo de observador e criador de mundos possíveis.

Nesse sentido, podemos dizer, *grosso modo*, que o processo de elaboração da narrativa não está separado do domínio que o sujeito surdo tem das regras da escrita, mas observa-se que, mesmo aqueles com dificuldades em compreender o sistema de convenções do português escrito, podem apresentar níveis diferentes no que diz respeito ao domínio do ato de narrar, por ter já algumas expectativas relativas a essa situação discursiva, oriundas de uma exposição maior a esse tipo de texto, mesmo antes da idade escolar.

É importante, inclusive, trazer à baila uma noção pouco lembrada, no contexto educacional de surdos, de que há considerável distinção entre as diversas línguas, na maneira pela qual elas sistematizam as várias distinções temporais – quando as sistematizam. E, assim, uma interpretação temporal poderá ser adequada em determinada língua e não em outra, da mesma maneira que há certas afirmações válidas para todas as línguas. Para a Língua de Sinais, segundo várias pesquisas, essa marcação é feita por outros mecanismos que não os essencialmente manuais. Isso explica, em parte, a dificuldade dos alunos surdos com essas categorias do português, pois a língua mais acessível ao sujeito surdo não é a mesma que serve de base ao sistema da escrita e, por não ser oral, tem poucas semelhanças estruturais com esta.

Tanto J. – 16 anos, quanto A. – 09 anos e I. – 11 anos, ainda têm dificuldades com a linguagem escrita, porém, quando comparados a outros alunos surdos, demonstram, sem dúvida, que conseguiram dominar o gênero narrativo, mostrando-se mais amadurecidos que outros sujeitos no cumprimento da tarefa dada.

A utilização, por parte dos adultos, do tipo canônico de histórias (as histórias ficcionais como *Chapeuzinho Vermelho*, *Branca de Neve*...), como demonstrou Perroni (1983), é bastante útil numa primeira etapa de construção do discurso narrativo, pois permite à criança "moldar" uma estrutura que lhe será solicitada, mais tarde, na escola. Assim, o contato anterior do surdo com esse tipo de texto deve antecipar a ele a imagem e a importância que a escola dará a tal estrutura, além disso, o reconhecimento daqueles elementos importantes da narrativa como o cenário, as personagens, o tempo e o enredo, também são propiciados pelo maior contato desses sujeitos com esse tipo de texto, e facilitarão o seu reconhecimento naqueles que lhe serão apresentados, mais tarde, pela escola.

Considerações finais

Procuramos mostrar que os alunos surdos mais velhos e mais escolarizados conseguiram lidar melhor com as funções narrativas previstas dentro do modelo laboviano, já os alunos mais jovens e menos escolarizados conseguiram, em sua maioria, realizar apenas parte essencial da narrativa – a complicação –, não realizando as outras seções narrativas, fato que demonstra que os alunos surdos em sua etapa inicial de alfabetização ainda estão construindo tais aspectos do texto narrativo, como a orientação, a avaliação, a resolução e a coda.

Além disso, ao observarmos as narrativas escritas por nossos sujeitos, ficou claro que o "desvio" da produção escrita de surdos era concernente ao uso diferenciado ou à escassez das chamadas categorias funcionais ou gramaticais, ou seja, o pouco domínio que têm das convenções do português escrito, típico de alunos aprendizes de uma segunda língua (cf. Henriques, 1992). Enfatizar essa situação pode levar a escola e seus professores a uma mudança de atitude em relação às diferenças encontradas nos textos escritos por alunos surdos, que devem ser consideradas sintomas de um sistema lingüístico subjacente e não necessariamente "erros", ou seja, hipóteses do sujeito surdo sobre a língua portuguesa escrita.

A falta de interlocutores adequados fluentes em língua de sinais dentro de suas próprias famílias deve ter contribuído para que muitos dos alunos não pudessem ter a experiência de estruturar aspectos importantes relacionados ao gênero narrativo, pois (cf. Perroni, 1983) o "arcabouço narrativo" não aparece do nada, mas ele é construído conjuntamente com o adulto no período inicial de aquisição da linguagem pela criança. Dessa forma, deve-se supor que quanto mais a criança surda tiver contato com esse tipo de texto, durante sua infância, mais facilmente ela poderá elaborar a chamada "superestrutura narrativa", e utilizará desse tipo de texto para fins escolares.

Os escolares surdos não expostos, em casa, ao gênero narrativo, perceberam menos a importância que as marcas típicas desse tipo de texto adquirem para a estrutura narrativa escolar e continuaram presos a certos mecanismos muito usados pela criança pequena, naquela fase escolar na qual se recorre muito, ainda, a pistas contextuais e aspectos comunicativos não-verbais para se expressarem na forma escrita.

Apesar de todos eles terem sempre freqüentado escolas regulares desde a 1ª série, a trajetória em direção à construção da escrita foi diferente para esses alunos surdos, pois a maneira diferenciada como alguns lidaram com a escrita e a com a Língua de Sinais em âmbito familiar parece ter sido fator decisivo para as diferenças alcançadas em relação à leitura e à escrita em nível escolar.

Referências bibliográficas

BLANCHE-BENVENISTE, C. A escrita da linguagem domingueira. In: FERREIRO, E.; PALÁCIO, M. G. et. al. *Os processos de leitura e escrita*. Porto Alegre: Artes Médicas, p. 195-212, 1987.

CONTINI Jr., J. A concepção do sistema alfabético por crianças em idade pré-escolar. In: KATO, M. A. (org.). *A concepção da escrita pela criança*. São Paulo: Pontes, p. 53-104, 1988.

HENRIQUES, E. R. Preposições: por que são difíceis para os aprendizes estrangeiros? In: *Revista Internacional de Língua Portuguesa*. Lisboa, Portugal, p. 118-30, 1992.

KATO, M.A. *No mundo da escrita*. São Paulo: Ática, 1986.

_____. A busca da coesão e da coerência na escrita infantil. In: KATO M. A. (org.). *A concepção da escrita pela criança*. Campinas, São Paulo: Pontes, p. 193-206, 1988.

LABOV, W.; WALETSKY, J. Narrative analysis: oral versions of personal experience. In: JELM, J. et al. *Essays on the verbal and visual arts*. Seatlle: Washington University Press, 1967.

MEADOW, K. *Deafness and child development*. Berkelly: Univ. of California Press, 1980.

PERRONI, M. C. *Desenvolvimento do discurso narrativo*. Tese de Doutorado. Campinas, IEL/Unicamp 1983a.

PIETROSEMOLI, L. *El error como evidencia linguística*. II Encontro Latinoamericano de Investigadores en Lenguas de Señas. Universidad de Los Andes – Mérida (mimeo), 1988.

ROJO, R. H. R. *O desenvolvimento da narrativa escrita: "Fazer pão" e "encaixar"*. Dissertação de Doutorado, Pontifícia Universidade Católica de São Paulo, São Paulo, 1989.

SALEK-FIAD, R. (Re) escrita e estilo. In: *Cenas de aquisição da escrita. O sujeito e o trabalho com o texto*. Abaurre, M. B. M.; Fiad, R. S.; Mayrink-Sabinson, M. L. (org.).Campinas, São Paulo: ALB/Mercado de Letra, 1997.

SILVA-MENDES, I. R. Análise da produção escrita de surdos. *Anais do XXIII Seminário do GEL* – Grupo de Estudos Lingüísticos de São Paulo, 1992.

SPINILLO, A . G. Era uma vez.... e Foram felizes para sempre! Esquema narrativo e variações experimentais. In: *Temas em psicologia*. Ribeirão Preto: Sociedade Brasileira de Psicologia, 1993.

TANNEN, D. The myth of orality and literacy. In: FRAWLEY, W. (org.). *Linguistics and literacy*. New York: Plenum Press, 1982.

VIEIRA, M. A. R. O desenvolvimento da elipse em textos narrativos, descritivos e argumentativos. In: KATO M. A. (org.). *A concepção da escrita pela criança*. Campinas, São Paulo: Pontes, p. 165-92, 1988.

8

Língua de Sinais e Aquisição da Escrita

ZILDA MARIA GESUELI

A educação de surdos continua sendo polêmica e exigindo dos profissionais da área uma constante reflexão sobre os caminhos a serem percorridos e as possíveis atuações do professor no contexto escolar.

Hoje em dia, deparamos com a popularização da Língua de Sinais: há grande aceitação pelos ouvintes e passou a ser considerada importante no processo educacional dos surdos. As famílias são orientadas por profissionais de diferentes áreas na fluência dessa língua. Porém, destes profissionais ouvintes, poucos são fluentes na Língua de Sinais, e ainda em número menor são os que a incorporam na sua essência político-ideológica, tomando-a como constitutiva do sujeito surdo.

A Língua de Sinais ainda é utilizada como instrumento para se atingir a oralização ou a língua escrita na tentativa de transformar o surdo em ouvinte, o que, em geral, é sinônimo de fracasso. Os ouvintes ainda não entenderam que aceitar a Língua de Sinais é também aceitar a surdez como diferença.

Não tenho a intenção de entrar em aspectos políticos e ideológicos, mas já é tempo de encararmos a surdez como diferença no sentido apontado por Skliar (1998), como significação política, recusando o discurso clínico e a medicalização, buscando-se a participação do adulto surdo no contexto educacional.

Mediante estudos sobre a educação bilíngüe como os de Skliar (1999), Sanchez (1991), Behares (1993) e outros, novas perspectivas aparecem no contexto educacional, inclusive a possibilidade de inserção do intérprete na sala de aula como apontado por Lacerda (2000) e Famularo (1999). Apesar de nos encontrarmos diante de novas possibilidades no processo educacional do sujeito surdo, a linguagem escrita parece ainda estar em processo de pesquisa, ou seja, ainda buscamos metodologias adequadas de sua utilização no contexto de sala de aula.

Sabemos que a aquisição da linguagem escrita tem sido motivo de grande preocupação para os pesquisadores da área da surdez suscitando inúmeros questionamentos sobre as estratégias e os métodos a serem utilizados nesse processo de construção. Alguns autores, Sanchez (2001) e Skliar (2001), nos levam a refletir sobre o verdadeiro significado do ler e escrever: como atividade reflexiva, prática social e ato coletivo, muito distante da noção de alfabetização (como mera decodificação).

Temos observado que o caminho a ser percorrido pelo surdo nesse processo não está centrado na relação da escrita com a oralidade, pois, pelo fato de não ouvir, a última torna-se praticamente inviável, abrindo-se maior espaço para o aspecto visual da escrita.

No entanto, não se pode negar que a linguagem escrita possui uma relação íntima com a oralidade, muito embora, a primeira não se caracterize como mera transcrição da segunda. E, mesmo no caso do ouvinte, a relação oral/escrito não é espontânea, mas incentivada pela escola ou pelo adulto letrado.

No decorrer do processo de aquisição da escrita pela criança surda, cabe ao professor incentivar o contato com materiais escritos para que ela venha a sentir necessidade do ler e escrever. Vygotsky (1987) mostra, por suas investigações, que o desenvolvimento da escrita é independente do desenvolvimento da fala. A escrita deve ser considerada uma função lingüística distinta, que difere da fala tanto na estrutura como no funcionamento, e exige da criança um grau maior de abstração, de distanciamento de suas experiências interativas cotidianas, pois esta se vê obrigada a criar uma situação e a falar para um interlocutor imaginário, o que se constitui em uma tarefa nada fácil para ela.

Segundo o autor, as funções mentais que envolvem a linguagem escrita são fundamentalmente diferentes das que envolvem a linguagem oral, e a primeira é considerada a forma de atividade de linguagem mais difícil e complexa, que em certos aspectos exige da criança intenção e consciência. Isso caracteriza a grande diferença com a fala na medida em que esta se desenvolve por atividades espontâneas, involuntárias, sem necessidade de um conhecimento consciente.

A escrita exige uma dupla abstração por parte da criança: primeiro em relação aos possíveis vínculos com a oralidade, e segundo em relação ao interlocutor (desconhecido e imaginário). Daí a complexidade do processo que exige da criança certa reflexão sobre o conhecimento a ser construído, levando o autor à seguinte comparação: "A linguagem escrita é a álgebra da fala" (Vygotsky, 1987: 203).

Vygotsky (1984) e colaboradores caracterizam a escrita como um processo que se constrói ao longo da vida e não como um produto concluído nos primeiros anos de escolaridade. A escrita deve ter significado para a criança, ou seja, ela precisa saber por que e para que serve a escrita. "A escrita deve ser incorporada a uma tarefa necessária e relevante para a vida" (Vygotsky 1984: 133).

Na construção da escrita, segundo Vygotsky (1988), o processo de aprendizagem é um "momento intrinsecamente necessário e universal para que se desenvolvam na criança essas características humanas não naturais, mas formadas historicamente" (op. cit., p. 115). Podemos ainda considerar que "aprendizagem e desenvolvimento não entram em contato pela primeira vez na idade escolar, portanto, mas estão ligados entre si desde os primeiros dias de vida da criança" (op. cit., p. 110), o que ocorre também com o processo de aquisição de leitura-escrita.

Se a escrita não repete a história da fala e se é necessário que a criança se desligue do aspecto sensorial dos sons da fala para a construção desse sistema, o aluno surdo terá na Língua de Sinais a grande possibilidade para desempenhar essa tarefa sem contar necessariamente com a intermediação da fala.

As proposições de Vygotsky nos levam a pensar em uma forte mudança na prática pedagógica, que não será consolidada em curto espaço de tempo, mas deve orientar-se pela importância do aprendizado da Língua de Sinais. Em relação à criança surda usuária da Língua de Sinais, torna-se necessário considerar que essa língua assume a mediação entre os interlocutores e funda o processo de construção do conhecimento (por exemplo, dos conceitos escolares), pois este não acontecerá fora da linguagem. Isso porque "[...] não existe atividade mental sem expressão, mas, ao contrário, é a expressão que organiza a atividade mental", que a modela e determina sua orientação (Bakhtin, 1995: 112).

Com base nessas considerações, podemos derivar a idéia de que é preciso que a criança saiba fazer uso da língua, ou seja, que assuma o papel de interlocutor, para que possa exercer também o papel de autor-leitor. Mas, no caso do aluno surdo que utiliza sinais, emerge um entrelaçamento de capacidades lingüísticas que envolvem dois sistemas (da Língua de Sinais e da língua do grupo majoritário ouvinte), num processo complexo que vem sendo estudado (por exemplo, Gesueli, 1988; Souza, 1997) mas que ainda demanda muitas análises.

No presente trabalho pretendemos abordar aspectos do processo de construção da escrita por um grupo de alunos surdos, considerando a presença de duas crianças com perda auditiva moderada em um dos ouvidos e que, conseqüentemente, apresentam um melhor desenvolvimento de linguagem oral.

Esse fato nos trouxe certa curiosidade em observar as possíveis diferenças nas elaborações sobre a linguagem escrita entre as crianças que apresentavam melhor desempenho na oralidade e as que faziam uso, preferencialmente, da Língua de Sinais, questionando o quanto a relação escrita/oralidade estaria naturalmente presente entre os alunos com melhor desempenho na linguagem oral.

Nosso objetivo é, pois, analisar as primeiras elaborações sobre a linguagem escrita desses alunos surdos em idade pré-escolar, levando em consideração a inserção da narrativa em Língua de Sinais nesse processo de construção.

O contexto da sala de aula

Essa pesquisa, desenvolvida no Centro de Estudos e Pesquisas em Reabilitação "Prof. Dr. Gabriel Porto" (Cepre), abrange um estudo longitudinal, envolvendo cinco sujeitos surdos no período de um ano. Esses alunos apresentam perda auditiva profunda e dois deles apresentam perda moderada em um dos ouvidos, fazendo uso da linguagem oral com os ouvintes e da Língua de Sinais com os professores surdos.

A Instituição pertence à área da saúde, mas concebe a Língua de Sinais como a primeira língua a ser adquirida pelo surdo e, para tanto, dispõe de dois professores surdos propiciando o contexto lingüístico para seu uso.

A faixa etária das crianças é de seis a sete anos de idade em processo de aquisição da Língua de Sinais brasileira (Libras), dentro de uma proposta de educação bilíngüe que inclui o uso de sinais pelos professores ouvintes e a participação de professores surdos nas atividades pedagógicas.

Nesse projeto pedagógico, paralelamente ao trabalho diário com as crianças, acontecem também atividades de orientação aos pais. Eles recebiam, mensalmente, explicações sobre o trabalho realizado em sala de aula e participavam das aulas de Língua de Sinais oferecidas pela Instituição.

As atividades de classe foram gravadas em vídeo, e foram feitas anotações diárias das produções escritas dos alunos. As filmagens foram realizadas, basicamente, nos momentos de interação com a professora surda, que objetivava por meio dos livros de histórias infantis propiciar contexto para o uso da Língua de Sinais, com duração aproximada de meia hora por semana.

O trabalho de sala de aula esteve voltado, principalmente, para o ensino da leitura-escrita, o desenvolvimento do raciocínio lógico-matemático e a exploração de tópicos relativos às áreas de ciências, matemática e estudos sociais. A professora surda tinha horários regulares de interação com as crianças, visando propiciar a vivência de uso da Libras.

Dentro do projeto institucional, busca-se deixar bem definido o papel de cada profissional: a fonoaudióloga (em intervenção individual) fica responsável pelo trabalho com a oralidade; a professora surda, pelas experiências de interlocução em Libras; e a professora ouvinte, pela leitura-escritura e demais áreas curriculares. Temos, também, a professora de arte–educação que desenvolve a expressão não-verbal (desenho, pintura, teatro).

Com base nas anotações diárias e no material documentado em vídeo na sala de aula, fizemos um recorte das atividades em que havia ocorrência de produção de leitura-escrita sobre temas narrativos propostos pelos professores ou pelos alunos, partindo sempre de seus interesses.

Resultados

No contexto de sala de aula propiciamos o contato com diferentes materiais escritos, porém os livros de histórias infantis são de uso constante. Em geral, a professora surda conta a história e depois a professora ouvinte retoma oferecendo espaço para a (re)contagem da história por parte dos alunos, com o objetivo de perceber o recorte que fazem dos personagens e dos fatos principais da narrativa.

Para as produções de leitura-escritura tivemos sempre como base os textos contados e (re)contados em sala de aula, os quais, em geral, eram de interesse dos alunos.

Para exemplificar a análise, apresentaremos uma lista de palavras escritas pelas crianças em uma situação de sondagem, ou seja, os alunos deveriam escrever algumas palavras pertencentes às histórias já vistas em sala de aula.

Essa sondagem é realizada individualmente ou em grupo, com o objetivo de incentivar os alunos à produção escrita e de observação dos possíveis caminhos percorridos por eles nesse processo de construção da linguagem.

Os alunos estavam motivados pela história do livro *O coelhinho que não era de páscoa*, de Ruth Rocha. Assim, a professora solicita às crianças por meio de Libras e/ou oralidade que escrevam as seguintes palavras:

Lia (faz uso da língua oral e da Língua de Sinais)

COEO (coelho)
OVO (ovo)
HAO (cavalo)
COAO (cachorro)
CIHA (escola)

A mesma criança escreve em outra situação o seguinte:

CAVOIOLBO (cachorro)
CUEALOSO (coelho)
DAOUA (tartaruga)

Podemos observar que a criança ainda não se deu conta da conservação da escrita, pois escreve a mesma palavra de maneiras diferentes (escrita de cachorro e coelho). Utiliza com freqüência a primeira letra da escrita convencional (coelho, ovo, cachorro).

Outro fato que nos chama a atenção é que, mesmo fazendo uso da linguagem oral, a relação escrita/oralidade não parece ser natural para a aluna, pois, embora já conheça as letras do alfabeto (nomeando cada uma delas oralmente), não se utiliza da oralidade no momento da produção escrita. Na escrita das palavras escola, tartaruga, cachorro (nos dois momentos) e coelho (no segundo momento) não encontramos nenhuma proximidade com os sons da fala.

Em outra situação, a professora pede ao grupo de alunos para pensar em palavras que comecem com a letra L e Lia verbaliza a palavra sol. A professora pede à criança para escrever e ela se dirige até a lousa produzindo o seguinte: LOS.

Esse dado parece muito significativo para reforçar o aspecto da escrita como fenômeno visual, inclusive, no caso da criança que apresenta desempenho na oralidade. Vale reforçar que a letra L na palavra sol tem som de U e não de L, portanto para a criança surda o recorte na produção escrita se dá mais fortemente pelo visual.

No exemplo seguinte as palavras escritas foram de escolha da criança.

Laís (faz uso preferencial da Língua de Sinais)

CAETIDMQ (casa)
LEAO (leão)
ATRIS (tartaruga)
ONACRE (ovo)

Podemos observar também, nessa produção, que a criança utiliza a primeira letra da escrita convencional na maioria dos exemplos e somente na palavra tartaruga, ela desloca a letra inicial para a segunda posição. A palavra leão já havia surgido em outras situações, daí o aparecimento da escrita convencional.

Temos a seguir outra criança que também sugere as palavras a serem escritas:

Luís (faz uso da língua oral e da Língua de Sinais)

LAEO (leão)
ROVREAY (Rodrigo – irmão)
OVO (ovo)
CARO (tatu)
ELOY (tartaruga)

Luís parece recorrer às mesmas estratégias das crianças mencionadas anteriormente. Utiliza a primeira letra da escrita convencional para a maioria das palavras. Para a escrita das palavras tatu e tartaruga ele utiliza a representação de outras (CARO – provavelmente carro e ELOY – nome de um amigo). Portanto, ele faz uso da escrita de palavras que já domina para representar outras que ainda não são do seu conhecimento.

Vale também destacar que, apesar de possuir relativo desempenho na linguagem oral, a criança não se utiliza da relação escrita/oralidade no momento da produção escrita.

Com base nesses dados é possível observar as relações que os alunos começam a fazer nesse processo de construção da escrita. Nosso questionamento está em saber quais são essas relações, o que os leva a escrever de uma maneira e não de outra.

Os exemplos demonstram que as crianças partem, sobretudo, do aspecto visual da escrita, pois, pelo fato de não ouvirem, apóiam-se menos e apenas indiretamente na relação escrita/oralidade. O que não significa que haja algum problema ou dificuldade inerente à surdez, pois mesmo a criança ouvinte não parece fazer essa relação da escrita com a oralidade de maneira natural, ou seja, sem a influência do professor ou de outros adultos. Importa ressaltar que essa relação com a fala não é essencial no processo de aquisição de leitura-escrita, mesmo porque sabemos que a alfabetização feita nesses moldes pode levar a uma não-compreensão ou interpretação limitada e à incorporação tão-somente de um mecanismo de decodificação.

Considerações finais

A escrita envolve um trabalho com a linguagem, daí a necessidade de o educador assumir uma posição teórica definida. Portanto, o trabalho de alfabetização exige uma reflexão sobre a linguagem e uma atitude pedagógica decorrente dessa reflexão. De acordo com a concepção de linguagem adotada nessa pesquisa e discutida anteriormente, é preciso que a criança saiba fazer uso da língua, ou seja, é necessário que o sujeito assuma o papel de interlocutor para que possa exercer o papel de autor-leitor.

Parece evidente, pelos exemplos discutidos, que os alunos estão bem mais atentos aos aspectos visuais da escrita e que a primeira letra de suas produções, na maioria dos casos, é a mesma em relação à escrita convencional.

Sabemos que somente pela linguagem torna-se possível fazer a leitura do mundo e conseqüentemente a leitura da palavra, mesmo porque uma não acontece sem a outra. Essas formas de leitura constituem-se mutuamente e têm como base a linguagem que se dá pela interação social. No caso da criança surda, a significação do mundo se dá pela Língua de Sinais, o que será de fundamental importância para o processo de construção da escrita (Gesueli, 1998).

Pesquisas (Gesueli, 1988; Souza, 1998) têm mostrado que o surdo não precisa necessariamente ser oralizado para o aprendizado da escrita, e que essa relação escrita/oralidade não é essencial (nem mesmo para os que fazem uso da oralidade), sendo possível a relação da escrita com a Língua de Sinais, sem a necessária passagem pela oralidade. Porém, não se pode negar a possibilidade de a criança fazer a leitura labial do português oral no decorrer desse processo, uma vez que a oralidade (de forma não sistemática – como apoio para a comunicação) se faz presente na sala de aula.

Devo esclarecer que os dois alunos apresentando perda auditiva moderada, desde a entrada na Instituição estiveram expostos à Língua de Sinais e foi pelo uso dessa língua que eles mostraram um melhor desempenho na oralidade.

Apesar de os meus questionamentos ainda não terem se esgotado em relação ao processo de aquisição de leitura-escrita pelo sujeito surdo, as elaborações dos alunos mencionados parecem evidenciar que o aspecto visual é muito relevante nesse processo de construção, principalmente pelo fato de que as crianças têm uma experiência visual intensa. Elas fazem um recorte da palavra em português, levando em conta a configuração da escrita.

Podemos ainda constatar que mesmo as crianças que fazem uso da fala, não se utilizam naturalmente da relação escrita/oralidade mostrando-se muito mais atentas ao aspecto visual da escrita.

O uso da Língua de Sinais é de fundamental importância, pois é por meio dela que as crianças buscam ler e interpretar o português escrito. Temos, então, nesse processo de construção da escrita, a Língua de Sinais fundando a aprendizagem do português, ou seja, significando o mundo e a palavra. O recurso à oralidade ocorre de forma complementar nesse processo, pela leitura labial ou pela articulação da palavra falada pela própria criança, mesmo porque a professora utiliza ocasionalmente a fala.

Referências bibliográficas

BAKHTIN, M. (Volochinov) (1995) *Marxismo e filosofia da linguagem* (Trad.). São Paulo: Hucitec (Texto original de 1929).

BEHARES, L. E. Nuevas corrientes en la educación del sordo: de los enfoques clínicos a los culturales. *Cadernos de Educação Especial*, 1 (4): 20-53, Santa Maria: Universidade Federal de Santa Maria, 1993.

FAMULARO, R. Intervencíon del intérprete de lengua de señas/lengua oral en el contrato pedagógico de la integración. In: SKLIAR, C. (org.). *Atualidade da educação bilíngüe para surdos*. Porto Alegre: Mediação, 1999.

GESUELI, Z. M. *A criança não ouvinte e a aquisição da escrita*. Dissertação de Mestrado; Unicamp, 1988.

_____. A criança surda e o conhecimento construído na interlocução em Língua de Sinais. Tese de Doutorado, Unicamp, 1998

GÓES, M. C. R. Linguagem, surdez e educação. Campinas: Autores Associados, 1996.

LACERDA, C. B. F. de. O intérprete de Língua de Sinais no contexto de uma sala de aula de alunos ouvintes: problematizando a questão. In: LACERDA, C. B. F. de; GOES, M. C. R. de (orgs.). Surdez processos educativos e subjetividade. São Paulo: Lovise, 2000.

SANCHEZ, C. Los sordos, la alfabetización y la lectura: sugerencias para la desmitificación. VI Congreso Latinoamericano de Educación Bilingüe-Bicultural para Personas Sordas, Chile, 2001.

SKLIAR, C. Os estudos surdos em educação: problematizando a normalidade. In: SKLIAR, C. (org.). A surdez um olhar sobre as diferenças. Porto Alegre: Mediação, 1998.

_____. Problematizando los Conceptos y las Didáticas de la lengua Escrita en la educación para Sordos. VI Congreso Latinoamericano de Educación Bilingüe-Bicultural para Personas Sordas, Chile, 2001.

SOUZA, R. M. A (re)constituição do objeto lingüístico na interação professor-aluno. Reunião da SBPC, São Paulo, 1997.

_____. Que palavra que te falta? São Paulo: Martins Fontes, 1998.

VYGOTSKY, L. S. Formação social da mente. São Paulo: Martins Fontes, 1984.

_____. Problems of General Psycholoy (Trad.). The Collected Works of L.S.Vygotsky, Nova York: Plenum Press, 1987, v. 1.

_____. Pensamento e linguagem (Trad.). São Paulo: Martins Fontes. (Texto original de 1934), 1993.

_____; LURIA, A. R.; LEONTIEV, A. N. Linguagem, desenvolvimento e aprendizagem. São Paulo: Ícone, 1988.

9

As Imagens:
O lúdico e o absurdo no ensino de arte para pré-escolares surdos

LUCIA H. REILY

Relações entre pensamento e linguagem

Crianças surdas em contato inicial com a Língua de Sinais necessitam de referências da linguagem visual com as quais tenham possibilidade de interagir, para conseguirem construir significados. Essa afirmação se fundamenta em concepções epistemológicas da corrente sociocultural soviética, que compreende o homem como ser social, cujas relações com o mundo, com o outro e consigo mesmo são mediadas por sistemas sígnicos. Interagindo por meio de signos, socialmente constituídos, o homem constrói e se apropria de sentidos, significando sua experiência no mundo.

O que acontece quando as pessoas são impedidas de utilizar a linguagem verbal, um dos principais sistemas semióticos inventados pelo homem? Essa questão vem intrigando teóricos e pesquisadores há décadas, entre eles Furth (1966) e Cromer (1991). O que vem primeiro, o pensamento ou a palavra?, Piaget (1960) pergunta. Como é o desempenho cognitivo e social de um adulto surdo, sem contato com linguagem verbal, que tem acesso à Língua de Sinais pela primeira vez na vida adulta?, questiona Schaller (1995), num relato sobre sua experiência profissional em educação de adultos surdos mexicanos na Califórnia, ao enfrentar o desafio de trabalhar com um jovem surdo migrante rural que não tivera acesso à Língua de Sinais.

Yamada (1990), investigando uma jovem com deficiência mental (testada com o Q. I. de 40), argumenta, em seu estudo, a favor da modularidade da mente, ou seja, da dissociação entre pensamento e linguagem. No modelo modular, concebe-se que os vários campos cognitivos constituem esferas independentes, mas interativas. Isso explicaria a possibilidade de haver "dramáticos contrastes entre as complexas habilidades lingüísticas e as habilidades não-lingüísticas marcadamente rebaixadas" (p. 3, tradução nossa) em alguém como Laura, o sujeito desse estudo.

Kertesz (1991), por sua vez, estudou a relação entre pensamento e linguagem em pessoas com quadros severos de afasia (perda de capacidade de linguagem verbal, geralmente após acidente vascular cerebral ou traumatismo encefálico), e também apóia a idéia da independência entre funções de linguagem e de pensamento não-verbal. Na população geral de pessoas afásicas, diz o autor, o desempenho em tarefas não-verbais também se mostra comprometido, mas as limitações são compatíveis com o déficit de compreensão resultante do dano, e não com o grau de afasia. Assim,

> [...] alguns dos estudos cognitivos mostram que conceitos de objetos podem se encontrar bastante intactos, mas o afásico anômico é incapaz de evocá-los. Pode ser demonstrado que esses pacientes, de fato, possuem as formas da palavra, e são capazes de distin-

gui-las de não-palavras; ou seja, possuem um léxico mental. (p. 460, tradução nossa)

Olhando de lugares distintos, investigando diferentes patologias, várias contribuições recentes vêm dando suporte à concepção de que a palavra é fundamental, mas outros sistemas semióticos também podem exercer funções similares para a mente representacional humana, entre eles algumas linguagens viso-gestuais, como a Língua de Sinais. Exatamente quais as relações que se estabelecem entre as funções mentais superiores e o sistema lingüístico em questão (linguagens orais ou escritas, linguagens do corpo, linguagens visuais) ainda não nos parecem plenamente explicadas. No entanto, é certo que algum sistema semiótico é necessário para significar o mundo. As possibilidades de acesso e contato do ser com o ambiente social determinarão o tipo de sistema semiótico mais conduzente para a constituição da linguagem e do pensamento.

Na educação do aluno surdo, há várias frentes que buscam, na literatura científica, argumentos para promover suas idéias. Profissionais favoráveis ao oralismo se apóiam em estudos que mostram o descompasso entre idade cronológica e desempenho escolar de alunos surdos, enquanto aqueles que defendem a Língua de Sinais como alternativa constitutiva para a pessoa surda colecionam estudos que argumentam a favor da independência entre o raciocínio e a linguagem verbal; esses também se fundamentam em pesquisas que mostram que filhos surdos de pais surdos, que têm a Língua de Sinais como primeira língua, apresentam desempenho escolar compatível com sua faixa etária. A polêmica continua, sempre com ênfase na palavra.

A imagem: uma alternativa semiótica

Como professora de artes atuando com alunos surdos, no entanto, considero que está na hora de olhar para outra modalidade, que vem sendo subestimada no seu valor semiótico e na sua função como instrumento mediador de aprendizagem: a *imagem*.

Letramento visual no currículo escolar

Dada a tradição escolar fundamentada na linguagem verbal, bem como a qualidade estética questionável das imagens presentes nos materiais didáticos e nos espaços escolares, cabe aos educadores envolvidos com a escolarização do surdo refletir mais sobre o papel da imagem visual na apropriação de conhecimento. Considero que a imagem vem sendo utilizada na escola com uma função primordialmente decorativa, de tal forma a diluir o tédio provocado pela grafia de textos visualmente desinteressantes. Com isso, despreza-se um recurso cultural que permeia todos os campos de conhecimento e que traz consigo uma estrutura capaz de instrumentalizar o pensamento.

Pat Hughes (1998) contribui com um modelo que ilustra de forma didática variados aspectos das funções que a imagem pode ter no currículo escolar no processo de letramento visual, explicando que alguns estão presentes durante toda a vida (como a habilidade para ler imagens do entorno cotidiano), ao passo que outros podem ser pontos de partida para aprendizagem de outras habilidades (ler imagens para compreender textos, por exemplo).

Ao analisar o que constitui o letramento visual, a autora lista oito diferentes funções que atravessam as áreas curriculares (Hughes, 1998: 116, tradução nossa):

1. ler imagens do entorno – sobretudo comerciais;
2. ler imagens de livros ilustrados;
3. usar imagens visuais como apoio para leitura de textos simples;
4. ler sinais, símbolos e figuras no ambiente escolar/sala de aula, com objetivo de promover alfabetização;
5. criar imagens visuais significativas para registrar compreensão de tarefas;
6. usar figuras em textos de não-ficção como apoio da aprendizagem de conteúdo escolar;
7. usar figuras em textos de ficção como apoio para aprendizagem de conteúdo escolar;
8. ler a página – diferentes maneiras de apresentar o texto e as figuras.

O letramento visual, afirma Hughes, é ignorado nos currículos oficiais do Reino Unido, onde se espera que o professor explore todas as oportunidades possíveis para trabalhar "a linguagem, a leitura, conhecimentos numéricos, o gerenciamento da informação e outras habilidades" (p. 117), sem nenhuma menção da linguagem visual. A autora assinala que a leitura da imagem perpassa as fronteiras culturais, assim como o conhecimento numérico, a informática e o letramento (verbal). Nesse sentido, é um equívoco considerar que a apropriação do letramento visual pode acontecer intuitivamente na escola, se as outras áreas são formalmente trabalhadas em sala de aula.

Hughes não se refere à educação de alunos com necessidades especiais, mas parece-nos que as pistas indicadas por ela enriqueceriam o trabalho pedagógico com pessoas que não têm na oralidade o seu contato primordial com o conhecimento. O aproveitamento dos livros ilustrados consta como o segundo aspecto de letramento visual do quadro acima; trata-se de material que já se encontra presente nas escolas, com enorme potencial a ser explorado. Diante disso, aprofundaremos a seguir reflexões sobre esse recurso.

A leitura de ilustrações nos livros de imagens

No caso das ilustrações na literatura infantil, segundo Goodman (1998), a imagem tem sido compreendida como tendo função meramente motivacional, colocada para interessar a criança no livro. Em vez de ser vista como parte integrante do processo de significação, entende-se que a imagem auxilia o aluno a compreender o texto, funcionando como exemplificação ou ilustração.

Na introdução ao livro *What´s in a picture?* (traduzido como *O que tem numa figura?*), Yetta Goodman (1998) argumenta, em concordância com Hughes, que educadores tendem a subestimar as possibilidades das imagens na escola, por se preocuparem mais com o letramento num sentido restrito, limitado ao texto escrito. No entanto, a criança não lê apenas a palavra num livro, mas "lê", ou atribui sentido, também, considerando as ilustrações, a formatação gráfica, bem como o contexto social em que a leitura se dá.

As imagens (incluindo fotografias, diagramas, figuras, desenhos, mapas) se encontram em livros de todo tipo: livros de receitas, revistas sobre carros, guias turísticos, livros de anatomia, manuais de reforma de casa, para não mencionar livros didáticos e escolares. A despeito disso, segundo a autora, pouco se faz na escola no sentido de levar os alunos a explicitarem os processos inconscientes e intuitivos de leitura de imagens presentes em todo tipo de portador de texto/imagem da vida cotidiana. Se a escola considerasse a leitura da imagem como parte da leitura do texto, seria possível ampliar o conhecimento e a compreensão do educador sobre como a imagem constitui e veicula as informações. Goodman enfatiza a definição de que a leitura consiste em assimilar e interpretar significados de um livro num nível global, não apenas restrito à grafia impressa. Além de ler o texto e a imagem, o processo de comunicação compreende a disposição visual de todo o projeto gráfico do livro.

Geoff Fox (1996) analisou o processo de apropriação de sentido na leitura do livro de imagens e assinalou diversas questões úteis para nossa presente discussão, algumas das quais sintetizamos a seguir. O autor aponta que, na leitura do livro de imagem, é comum que o leitor avance e volte para trás, durante o processo de leitura, procurando confirmar detalhes que se apresentam e que auxiliam na compreensão do enredo. Traça um paralelo com a leitura de um livro de espionagem, quando o leitor precisa voltar para confirmar nomes de personagens, ou eventos que explicariam ocorrências posteriores. Esse movimento de ir e voltar nas figuras, antecipando o que está por acontecer, revendo, à luz do final do livro, o que foi ilustrado no começo, é fundamental para a apreciação da obra. Um livro de imagens não foi desenhado para uma leitura única; diferentemente do texto escrito, a imagem prescinde de uma leitura cronologicamente exata. A direção esquerda/direita da escrita pode influenciar a construção do sentido na leitura da imagem, mas a varredura visual dos elementos na página obedece principalmente a questões relacionadas à composição dos elementos visuais. As figuras de destaque muitas vezes se encontram no primeiro plano, mas outras figuras relevantes podem se esconder no fundo. O leitor da imagem aprende a procurar detalhes escondidos, que são fundo numa página, mas aparecem como figura em outra.

Ao seguir a seqüência de imagens, o leitor se depara com lacunas, brechas não explicadas; busca coesão na história, exercita a imaginação e o raciocínio e completa o sentido não explicitado pelo autor/ilustrador. Para Fox, o leitor participa com o artista da construção do sentido da história ao preencher as brechas de significado com base em pistas visuais presentes nas imagens. "Esse 'ler entre as linhas' ou mesmo *além* das linhas, esse malabarismo com as inferências é um aspecto de suma importância e intensamente prazeroso da arte da leitura" (p. 163, tradução nossa).

No livro de imagens, alguns ilustradores criam um jogo com os detalhes escondidos, que reiteram o sentido do texto, contradizem o sentido da história ou trazem uma dimensão lúdica à página. Segundo Fox, o exercício de encontrar preciosidades preparadas pelo ilustrador para o leitor cria um clima de conivência que será capaz de mobilizar a criança a se tornar cada vez mais envolvida na leitura.

Num item que lembra Bakhtin, Fox fala das várias camadas de referências anteriores sobre as quais as imagens de um livro se constroem, remetendo a figuras presentes em outros textos visuais, numa rica trama de "conexões intertextuais", que se apóia na familiaridade do leitor com imagens presentes em outros espaços gráficos. Ao perceber o diálogo entre imagens de textos distintos, o jovem leitor poderá se apropriar de um conceito fundamental para a conscientização do processo de intertextualidade na literatura: os livros falam uns dos outros.

Da mesma forma, figuras intratextuais podem articular sentidos estéticos dentro da própria obra. O alinhavo do projeto gráfico com elementos que vão reaparecendo ao longo da trama, ora com um sentido, ora com outro, cria unidade estilística, ecoa ritmicamente idéias do livro, enquanto, ao mesmo tempo, desafia o leitor a descobri-los. Para Fox, forma e conteúdo estão embricados um no outro; a apreciação de um livro de imagens se dá durante o processo conjunto de significar, pela forma, e também pelo conteúdo.

O letramento visual e o aluno surdo

A figura visual, tanto a representação abstrata quanto a figurativa ou pictográfica, traz consigo o potencial de ser aproveitada como recurso para transmitir conhecimento e desenvolver raciocínio. Para o aluno surdo que estuda na rede regular de ensino, como também no caso do aluno surdo atendido em instituição de educação especial, o caminho de aprendizagem necessariamente será visual, daí a importância de os educadores compreenderem mais sobre o poder constitutivo da imagem, tanto no sentido de ler imagens quanto no de produzi-las.

A imagem como identificação

No sentido mais simples, talvez, a imagem isolada possa configurar, descrever, caracterizar. Em paralelo com a linguagem verbal, exerce a função de léxico: permite que o espectador *identifique a figura,* ou até a nomeie. A imagem também pode servir como instrução, ilustrando ações a realizar, como vemos na figura a seguir.

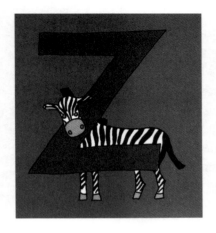
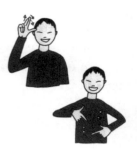
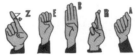

Z EBRA   ZEBRA

zebra   zebra

Figura 1 –   Imagem correspondente ao sinal de zebra, com instrução para realizar seqüência gestual.

Como vimos, figuras (fotografias ou desenhos) são muito utilizadas na escola neste viés, como exemplos. Mas os autores anteriormente discutidos demonstram o quanto é complexo o processo de leitura de imagens, assinalando paralelos relevantes do processo de letramento verbal. Mesmo nessas funções mais simples, a imagem já traz consigo um conceito fundamental do raciocínio lógico. No caso da imagem como descrição e como léxico, aparece a idéia subjacente do genérico *versus* o específico. Uma figura de revista de um cachorro específico pode representar o conceito genérico de qualquer cachorro, ou mesmo de qualquer vertebrado. A generalização permitida pela palavra, que possibilita o raciocínio classificatório, pode ser trabalhada por meio de imagens com alunos surdos.

Na fotografia abaixo, temos um exemplo prático de imagem com função clara de identificação. Trata-se de uma cena numa visita ao borboletário local, onde crianças pré-escolares surdas tiveram uma vivência fascinante, com um adulto surdo mediando explicações em Língua de Sinais. O apoio visual utilizado pelo professor foi o mostruário de borboletas.

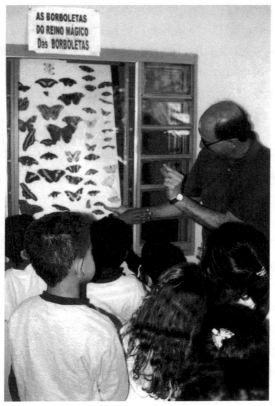

Figura 2 – Instrutor surdo indicando borboletas no mostruário.

Narrativa visual das imagens em seqüência

As imagens também são utilizadas como momentos isolados de uma história, retratando um evento, um acontecimento específico, ou uma ação. As histórias em quadrinhos são exemplos desse tipo de significação gráfica, em que se criam estratégias para representar seqüências de acontecimentos, retratando algo que já ocorreu, ou algo que está por vir.

Um gênero que vem crescendo na praça editorial é o livro sem texto. Segundo Anne Rowe (1996), essa narrativa pictórica é construída pelo autor/ilustrador por meio de uma série de estratégias de composição que emprestam muito da linguagem cinematográfica e dos desenhos em animação. A narrativa se estabelece no tempo, e o desafio é representar pictograficamente a passagem do tempo. O ilustrador se utiliza de fragmentação do espaço da página para indicar uma seqüência de eventos. No livro *Clown*, de Quentin Blake, temos um belíssimo exemplo de narrativa por imagem. Esse livro fez enorme sucesso entre pré-escolares surdos, que conseguiram seguir a trajetória do palhaço, comentando em Língua de Sinais tudo o que ia acontecendo com ele.

O artista pode se utilizar de planos variados (em *close*, planos médios ou planos a distância) para mobilizar a identificação do leitor com os dramas vividos pelo personagem.

Um livro que ilustra os *takes* com maestria é *Zoom*, no qual cada imagem é um fragmento da seguinte, em que a significação não se dá na narrativa, mas no próprio olhar, cada vez mais a distância.

AS IMAGENS: O LÚDICO E O ABSURDO NO ENSINO...

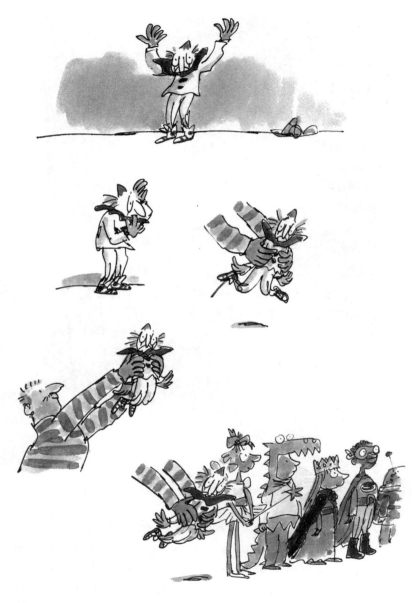

Figura 3

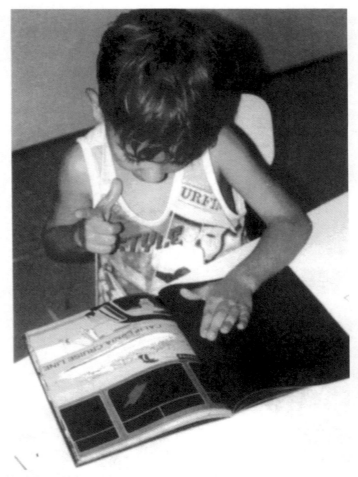

Figura 4 – Menino surdo interagindo com os planos em *Zoom*.

O uso do ponto de vista alto tem o intuito de levar o leitor a se posicionar como observador, acima da cena, distante e objetivo, ao passo que o ângulo baixo o insere dentro dos acontecimentos da história. O ponto de vista é um aspecto importante da representação espacial. Perceber que a cena está sendo visualizada de cima, do céu, aprender a ler uma planta baixa, tais vivências com a imagem serão fundamentais para a compreensão de como os mapas representam relações no espaço. Crianças surdas pré-escolares aprenderam brincando de fazer trilhas, imitando a marcha de vários animais, com base em imagens do livro *Animaze*.

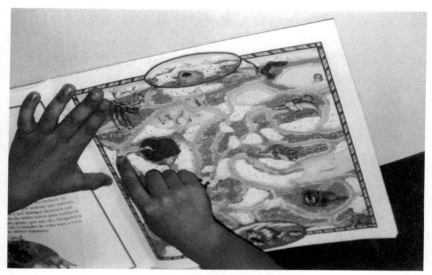

Figura 5 – Criança seguindo rastros no livro *Animaze*.

Tocar as figuras, apontar, mostrar detalhes importantes, seguir os movimentos, imitar os gestos dos personagens, tudo isso aproxima a criança do livro. Segundo Almeida (2001), a experiência anterior da criança na representação do espaço será um forte aliado para o ensino do mapa na escola.

Além do ponto de vista e do convite ao envolvimento físico da criança com a ilustração, existem estratégias visuais sofisticadas, próprias da linguagem pictográfica, que o artista pode utilizar para envolver o leitor na história, entre as quais: o uso de moldura e bordas, a estruturação de subquadros, o sangramento* das figuras nas bordas. A imagem que chega até a margem chama o leitor para dentro da história, como participante conjunto, diluindo as diferenças entre os papéis de personagem e leitor.

Rowe prefere o termo *textos pictóricos em seqüência* a *livro sem texto*, pois entende que esse gênero nunca é isento de texto. O título, que é texto escrito, já contextualiza onde e quando a história se passa, indica referências intertextuais a outras obras, e dá início a um jogo que leva o leitor a antecipar a direção que o livro vai tomar, sendo, às vezes, enganado propositadamente pelo ilustrador. As imagens também podem trazer textos na forma de sinais, placas, nomes de estabelecimentos, onomatopéias, sonoplastia, que contribuem no esclarecimento dos sentidos pretendidos.

Na prática, afirma Rowe, o contato com os livros de imagem ampliam as perspectivas culturais da criança como apreciadora desse tipo de literatura, pois ela adquire fôlego para leitura. Além disso, o conhecimento de outros textos/imagens vai contribuir para a sua compreensão lingüística como leitora.

Letramento visual e conceituação

Na imagem bidimensional, linhas, cores, formas e texturas são os elementos utilizados para representar idéias. A linguagem visual apresenta uma pragmática diferente da verbal, mas também trabalha com base em relações e comparações. Por exemplo, a representação de relações de equivalência ou diferença, de hierarquia e valor, de seqüência temporal ou espacial, de

---

* Sangramento é um termo utilizado para a figura que sai do enquadramento, quando há corte parcial da figura.

presença e ausência, de distância e proximidade no tempo ou no espaço, de causa e efeito, de hierarquias e subordinação, todos esses conceitos-chave para pensar de forma relacional podem ser representados por imagens, tanto no plano figurativo como no não-figurativo, utilizando a composição dos elementos visuais citados. O exercício metalingüístico exige a leitura da imagem de forma que extraia a sua lógica, para saber criar imagens que traduzem aquilo que se pretende.

Conceitos como os citados são muito difíceis de explicar em linguagem verbal e no texto escrito para crianças surdas, mas quando se domina a lógica da imagem, é possível agir cognitivamente sobre o objeto – é possível pensar e aprender. Para o surdo, necessariamente, a forma possível de perceber e representar o mundo será por veículos de natureza visual e gestual, já que a significação não será processada por vias que dependam da audição.

A lógica e o lúdico na imagem visual

Além dessas questões conceituais, a imagem também pode se apresentar lúdica. Pela sua natureza polissêmica, significados diversos, e às vezes incongruentes, estão presentes, literalmente ou em sentido figurado, numa mesma cena visual. Quando se constrói uma situação que leva o espectador a esperar um tipo de imagem que já lhe é familiar e significativa, porque ele a conhece de outros espaços, e de repente se introduz um elemento de outro contexto, o choque leva ao riso. A imagem faz rir quando contrapõe duas situações impossíveis; a imagem emociona quando sugere uma rede de significações interligadas, pontuadas por detalhes comuns. Nas fotografias de moda de cães da raça weimahanner produzidas pelo artista americano William Wegman, o lúdico está no fato de que, pela experiência anterior com imagens de moda, esperaríamos ver mulheres esguias e sensuais na pose assumida pelo cão na foto.

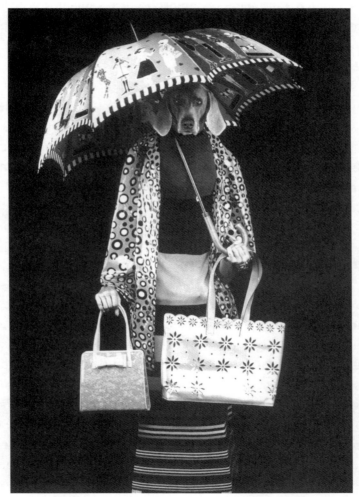

Figura 6 – Outing, 1996.

Outra situação polissêmica se dá quando algo identificado como uma coisa, se torna outra, quando acrescida de outros elementos. Temos um claro exemplo disso no caso a seguir.

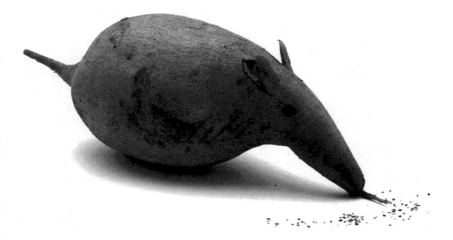

Figura 7 – Batata doce ou tamanduá?

Para o aluno surdo, aprender a perceber as interfaces dos signos, compreender o humor e o absurdo na imagem, pode servir mais tarde como ponte para fazer o mesmo na segunda língua que ele necessariamente vai precisar estudar na escola.

Na imagem, as duas possibilidades de significação são acessíveis à criança surda. Quando esse fenômeno ocorre na linguagem verbal, o sentido figurado de uma frase muitas vezes não é compreendido. O *Pequeno dicionário de expressões idiomáticas* ilustra visualmente as possibilidades de equívoco de compreensão que ocorrem quando o leitor se prende ao sentido literal e desconhece o sentido figurado.

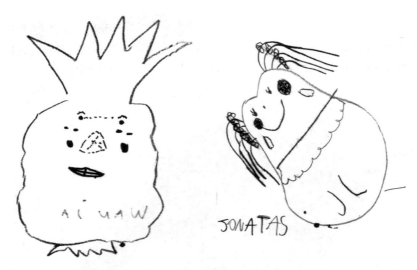

Figura 8 – Desenho de abacaxi e de batata antropomórficos, produzidos por pré-escolares surdos.

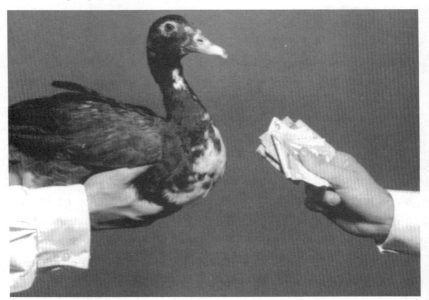

Figura 9 – Pagando o pato.

Proposta de trabalho utilizando imagens com pré-escolares surdos

Neste texto apresento relato de trabalho fazendo uso de imagens realizado com três grupos de pré-escolares surdos, de idades entre três e sete anos (cerca de seis a oito alunos por grupo), no qual o objetivo primordial foi usar a arte visando à apropriação de sistemas de representação de natureza não verbal.

As crianças são atendidas no Cepre três vezes por semana, em grupo, no programa denominado "Linguagem e surdez: programa infantil". Cada grupo tem uma professora responsável. Seguramente, a constituição de linguagem é o objetivo primeiro dos profissionais que atuam com as crianças desse programa, incluindo pedagogas, professora de artes, fonoaudióloga, psicólogo, assistente social, nutricionista, enfermeira, bem como instrutores surdos. Os adultos surdos promovem atividades de jogos e brincadeiras, contam histórias e realizam atividades de culinária e jardinagem, por exemplo, ensinando a Libras de forma contextualizada.

Nesse trabalho de extensão à comunidade, oferece-se orientação às famílias, aulas de Língua de Sinais para familiares, estagiários e professores da rede pública que atuam na educação inclusiva. Os profissionais mantêm contato com educadores das escolas da rede regular de ensino, e acompanham um pouco do desafio que a educação inclusiva do surdo representa na educação infantil.

Algumas das crianças do programa foram diagnosticadas precocemente, e as famílias receberam acompanhamento no Cepre, bem como orientação, apoio e aulas de Língua de Sinais. Outras iniciaram atendimento com quatro, cinco ou seis anos, sem conhecer nenhum sinal convencional, interagindo por indicações criadas em parceria com os familiares. Nesses casos, a adaptação da criança e a socialização em grupo são os primeiros objetivos a serem atingidos no contexto coletivo, em atividade.

Para estimular novos campos para o desenvolvimento lingüístico, o programa vem organizando passeios a diversos espaços públicos e culturais, como o zoológico, os Correios, um borboletário, uma empresa de fabricação de papel, o jardim de ervas medicinais da Unicamp, a exposição de Portinari no MAC de Campinas, entre outros. Ao voltar, retomam-se as experiências vividas no coletivo, registrando as lembranças e conversando a respeito disso.

Quando comecei a trabalhar com pré-escolares surdos nesse programa, em 1996, eu já tinha muitos anos de experiência com crianças apresentando outros tipos de deficiência, particularmente deficiência mental e distúrbios neuromotores. Logo percebi que o tipo de programação multissensorial que estava acostumada a oferecer para crianças com paralisia cerebral não atendia às necessidades de representação lingüística desses alunos. Trabalhos envolvendo temáticas previamente estabelecidas também estavam fadados ao fracasso, não porque as crianças não estavam representando figurativamente; pelo contrário, a grafia desses pré-escolares era plenamente compatível com as representações de quaisquer outras crianças dessa faixa etária. O problema que se apresentava era a dificuldade de travar um diálogo, no começo da aula, na Língua de Sinais que fosse rico o suficiente para servir de pontapé inicial para levar cada criança para um rumo próprio de representação. O meu domínio de Libras era precário, assim como o das crianças, porque muitas eram tão iniciantes quanto eu. Quando eu fornecia um exemplo, todas seguiam a sugestão, como se fosse uma instrução. Quem não tivesse entendido a conversa sinalizada, resolvia seu problema copiando o que os outros estavam fazendo. Nessa prática, meu principal objetivo de arte-educadora, que era a construção de um repertório pessoal de marcas com ou sem intenção figurativa, ia por terra.

Ao avaliar as respostas das crianças às atividades propostas, percebi a necessidade de focalizar a representação pictográfica mais intensamente, utilizando imagens como suporte para minhas intenções.

Nesse processo, tive oportunidade de ver a capacidade dessas crianças pré-escolares com surdez severa e profunda de reconhecerem figuras escondidas, perceberem pequenos detalhes, compreenderem incongruências visuais, identificarem-se com personagens, imitarem configurações e expressarem-se graficamente. Percebe-se na fotografia a seguir o envolvimento das crianças na visita ao borboletário, bem como a facilidade com que visualizaram uma borboleta camuflada pelo chão de pedras.

Ao constatar a receptividade das crianças, comecei a trazer livros com imagens, fotografias, figuras de calendários, reproduções de quadros, com objetivos mais pontuais.

Utilizando vários livros de imagens de Eva Furnari, instiguei as crianças a anteciparem possibilidades que poderiam estar nas páginas a seguir. Num dos livros, a autora/ilustradora cria situações engraçadas para um bicho: em cada página, o rabo aparece de forma inusitada, e a expressão do bicho muda de acordo. Estimuladas por esse livro, as crianças imitaram as caras, sinalizaram as situações denotadas pelo desenho do rabo. Depois disso, naturalmente, criaram suas próprias possibilidades com rabos de barbantes de todos os tamanhos. Não havia uma única solução certa, e sim tantas quanto a imaginação permitisse criar.

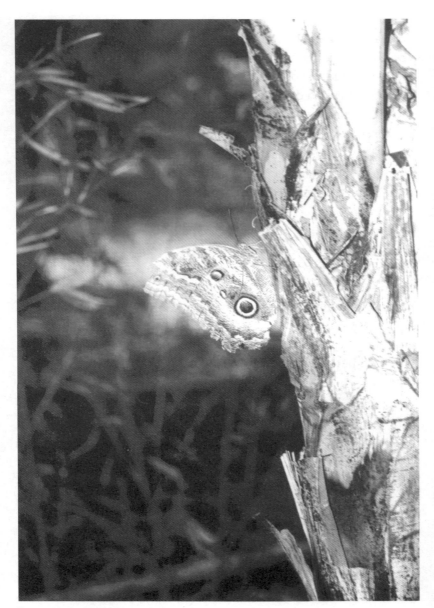

Figura 10 – A borboleta em destaque.

AS IMAGENS: O LÚDICO E O ABSURDO NO ENSINO...

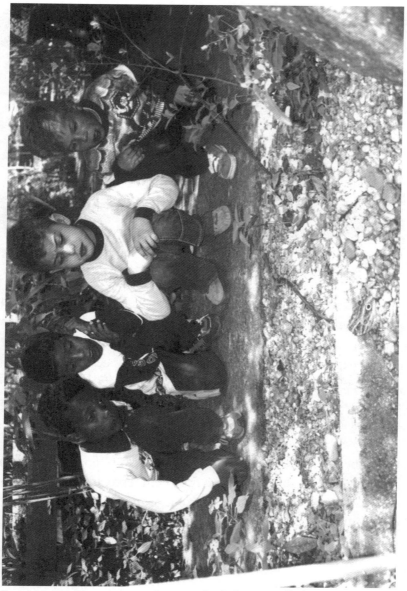

Figura 11 – Meninos atentos observam borboleta camuflada.

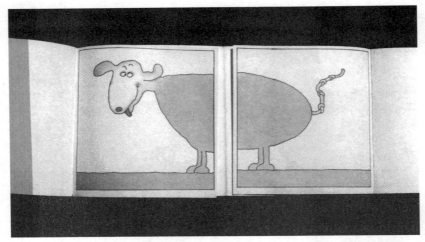

Figura 12 – Possibilidades de rabos e caretas, do livro *Quem cochicha o rabo espicha*, de Eva Furnari.

Outros livros de fotografias de animais ajudaram no processo de representação de expressões faciais. Ao imitarem as expressões dos animais fotografados, as crianças indicavam por gesto o sentimento expresso por animal. Uma mostrava à outra detalhes interessantes. Com isso, puderam produzir representações de animais significativos para si, sem se apoiarem tanto nos desenhos das crianças identificadas como as desenhistas mais habilidosas.

O livro *Animani* de Mario Mariotti representa formas de animais por fotografias de mãos pintadas. As crianças se encantaram com ele, e não tiveram dificuldade nenhuma em reproduzir as configurações das mãos, nem em identificar e mostrar o sinal do animal sugerido. Pelas dicas de cores e detalhes das formas, conseguiram perceber qual animal estava sendo representado. Nesse caso, procuraram copiar com fidelidade as colorações pintadas nas mãos. O livro funcionou como modelo nesse primeiro contato.

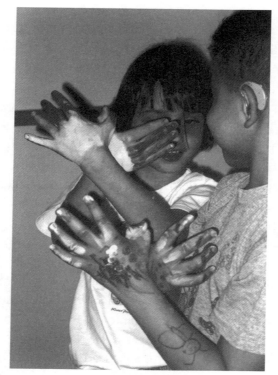

Figura 13 – Crianças com mãos pintadas, fazendo borboletas.

Reproduções de pinturas de Arcimboldo, artista do século XVI que produziu retratos da nobreza européia em composições em que aparecem frutas e legumes para representar as feições, fizeram muito sucesso com as crianças. Ao identificar o todo e analisar as partes, realizaram importante exercício de análise e síntese, ao mesmo tempo também perceberam que o sério pode ser lúdico, o bonito, feio. O instrutor surdo também contextualizou os sinais dos vários alimentos. Outras obras de artistas que trabalham com o absurdo foram apresentadas, como figuras de Escher. As crianças interagiram nas figuras, mostrando detalhes umas às outras com os dedos.

Nessa mesma linha, trabalhamos com um livro de fotografias de William Wegman, já citado anteriormente, no qual um weimahanner é fotografado com diferentes roupas e acessórios, como *top model* (Figura 6).

Depois de olhar as figuras dos livros, comentando as posições, a expressão do cachorro e a beleza das roupas, as crianças desenharam seu próprio cachorro, vestindo-o. Uma menina desenhou seu cachorro sem o vestuário. Explicou que sua mãe não ia deixar colocar roupa nele. De alguma forma, a imagem obrigou essa criança a marcar os limites entre fantasia e realidade, e a criança se posicionou a favor do permitido.

É justamente nesse nível que pretendemos chegar: mostrar que na representação gráfica, "pode-se" muito mais do que no mundo real, regido por leis da natureza e dos homens... Em algumas situações, é a própria incongruência na figura que nos mobiliza a pensar que estamos diante de uma imagem. Num movimento metalingüístico, detemos-nos a olhar para o nosso processo de significação pela imagem. Sofisticado? Sim, mas os livros de imagem nos trazem conceitos complexos. Veja a figura do gato, que sai do desenho para se tornar personagem. Como uma criança interpreta esta possibilidade impossível? Suspeito que na imagem, a metalinguagem se torna muito mais compreensível.

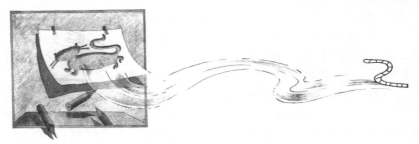

Figura 14 – Ilustração metalingüística de gato de papel.

Parece-me que apresentar à criança surda a idéia de que as coisas podem mudar de lugar, a ordem das coisas pode ser corrompida, o esperado pode ser alterado, gerando surpresas, contribui para o seu desenvolvimento intelectual. Veja o caso da vaca Im Pasto, coberta de pasto, criada por Regina Silveira para a Parada das Vacas, em São Paulo, no ano 2000. Nossa expectativa seria o contrário: a vaca sobre o pasto, não o pasto sobre a vaca. O que significa essa mudança? Isso pode ser arte? Sem perceber, a imagem nos obriga a exercitar o pensamento metalingüístico.

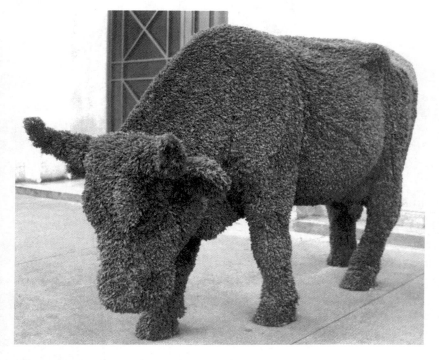

Figura 15 – Im Pasto, 2000.

Um aluno surdo adolescente, pensando sobre impossibilidades, criou a sua vaca, que é uma zebra.

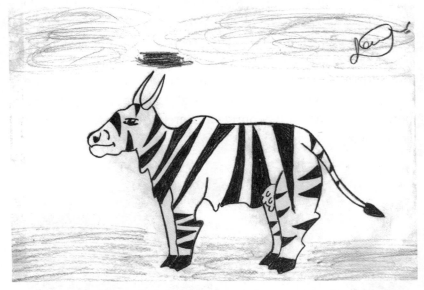

Figura 16 – Vaca/zebra, desenho de jovem surdo.

Trabalhando com o inusitado, o inesperado, o humor e a imagem em metamorfose, incitamos a curiosidade das crianças, levando-as a produzir representações de vários tipos. A utilização de imagens na atuação pedagógica valorizou o espaço de ensino de Arte como campo de investigação semântica, trazendo conteúdos para a atuação dos outros profissionais do programa "Linguagem e surdez: programa infantil".

Referências bibliográficas

ALMEIDA, Rosângela Doin de. *Do desenho ao mapa*: iniciação cartográfica na escola. São Paulo: Contexto, 2001.

BANYAI, Istran. *Zoom*. São Paulo: Brinque-Book, 1995.

BLAKE, Quentin. *Palhaço*. São Paulo: Martins Fontes, 2001.
CROMER, Richard F. *Language and thought in normal and handicapped children*. Oxford, Reino Unido: Basil Blackwell, 1991.
ELFFERS, Joost. *Brinque com sua comida*. São Paulo: DBA, 2000.
FAVALLI, Paulo. *Meus primeiros sinais*. Ilustrado por Maria Eugênia. São Paulo: Editora Panda, 2000.
FOX, Geoff. Reading Picture books... how to? In: STYLES, Morag; BEARNE, Eve; WATSON, Victor (orgs.). *Voices off: texts, contexts and readers*. Londres: Cassell, 1996.
FURNARI, Eva. *Quem cochicha o rabo espicha*. São Paulo: FTD, 1986.
GOODMAN, Yetta. Introdução. In: EVANS, Janet. *What's in the picture? Responding to illustrations in Picture books*. Londres: Paul Chapmap Publishing, 1998.
HUGHES, Pat. Exploring visual literacy across the curriculum. In: EVANS, Janet. *What in the picture books*. Londres: Paul Champman Publishing, 1998.
FURTH, Hans G. *Thinking without language*: psychological implications of deafness. Londres: The Free Press, 1966.
KERTESZ, A. Cognitive function in severe aphasia. In: Weiskrantz, L. (org.). *Thought without language*. Oxford: Clarendon Press, 1991.
MADGWICK, Wendy. *Labirimais*. São Paulo: Scipione, 1997.
MARIOTTI, Mario. *Animani*. São Paulo: Bertrand, [s.d.].
PIAGET, Jean. *Psychology of intelligence*. Paterson, NJ: Littlefield, Adams). *A man without words*. Berkeley, Calif: University of California Press, 1960.
RENNÓ, Regina Coeli. *Gato de papel*. Belo Horizonte: Editora Lê, 1992.
ROWE, Anne. Voices off: reading wordless picture books. In: STYLES, Morag; BEARNE, Eve; WATSON, Victor (orgs.). *Voices off: texts, contexts and readers*. Londres: Cassell, 1996.
SCHALLER, Susan. *A man without words*. Berkeley: University of California Press, 1995.
YAMADA, Jeni E. *Laura: a case for the modularity of language*. Cambridge, Massachusetts: The MIT Press, 1990.
WEGMAN, William. *Fashion Photographs*. Nova York: Harry N. Abrams, 1999.
ZOCCHIO, Marcelo; BALLARDIN, Everton. *Pequeno dicionário ilustrado de expressões idiomáticas*. São Paulo: Dória Books and Art, 2000.

Créditos das Ilustrações

Figura 1: Ilustração do livro *Meus primeiros sinais*, de Paulo Favalli, pp. 54-55, desenho de Maria Eugênia, São Paulo, Panda, 2000.

Figura 2: Foto do arquivo pessoal da autora.

Figura 3: Ilustração do livro *Clown*, de Quentin Blake, publicado por Jonathan Cape, 1995. Utilizado com permissão de The Random House Group Limited.

Figura 4: O livro que aparece na foto é *Zoom*, de Istvan Banyai, publicado pela Viking/Penguin Books.

Figura 5: O livro que aparece na foto é *Animaze*, publicado pela Templar Company.

Figura 6: Foto do livro *Fashion Photographs*, © William Wegman, 1996. Reproduzida com permissão.

Figura 7: Foto do livro *Play with your food*, de Joost Elffers, 1997, publicado por Stewart, Tabori & Chang. Reproduzido com permissão.

Figura 8: Desenhos feitos por criança do Cepre. Reprodução autorizada.

Figura 9: Ilustração extraída do *Pequeno dicionário de expressões idiomáticas*, de Marcelo Zocchio e Everton Ballardin, DBA, 1999. Reprodução autorizada.

Figura 10: Foto do arquivo pessoal da autora.

Figura 11: Foto do arquivo pessoal da autora.

Figura 12: A ilustração na foto é extraída do livro *Quem cochicha o rabo espicha*, De Eva Furnari, FTD, 1986. Reprodução autorizada.

Figura 13: Foto do arquivo pessoal da autora.

Figura 14: Desenho extraído do livro *Gato de papel*, de Regina Coeli Rennó, Editora Lê, 1992. Reprodução autorizada.

Figura 15: Foto realizada pela artista Regina Silveira. Reprodução autorizada.

Figura 16: Desenho feito por aluno do Cepre. Reprodução autorizada.

10

Surdez e Tecnologias de Informação e Comunicação

FERNANDA MARIA PEREIRA FREIRE

Com o fenômeno da internet cresce, nos últimos anos, a preocupação relacionada à *exclusão digital* (Silva, 2002; Steinbruch, 2000; Sette, 2000; Schwartz, 2000). Foucault denomina *vontade de saber* "o modo como o saber é aplicado em uma sociedade, como é valorizado, distribuído, repartido" (1970/2000). Esse conjunto de conhecimentos estabelece-se na historicidade das sociedades, e é revelado pela vontade daqueles que podem determiná-lo. Trata-se, portanto, de um *sistema de exclusão*, reforçado por certas práticas: o sistema dos livros, das edições, das bibliotecas, dos laboratórios científicos e talvez, mais recentemente, também o das *tecnologias de informação e comunicação* (ou, simplesmente, TICs).

Embora se saiba que o meio digital não é a única estrutura sociocultural excludente em nossa sociedade, parece que sua disseminação, especialmente na área educacional, deixa a descoberto

> [...] vários problemas que exigem respostas concretas: a relevância do letramento, a exclusão social e cultural, a disparidade temporal entre os segmentos sociais que produzem saberes e conhecimentos, as crescentes exigências do mercado de trabalho, questões

relacionadas à ética e ao poder... Velhos conflitos travestidos de modernidade. (Freire, 2002a)

Não se pode deixar de reconhecer, no entanto, as melhorias decorrentes dos avanços tecnológicos. No contexto da surdez, por exemplo, dispositivos luminosos servem como campainhas residenciais e toque de telefones, relógios vibratórios servem como despertadores, além de novas possibilidades relacionadas à comunicação, como o aparelho de telefone residencial específico para surdos, o fax, o celular com recursos para envio e recebimento de mensagens e os diversos recursos disponíveis na internet (correio eletrônico, salas de bate-papo, catálogos de busca etc.).[1] Algumas emissoras de TV estão adotando o *sistema closed caption*, um recurso da tecnologia digital que possibilita aos surdos acompanhar os programas de televisão por meio de legendas ocultas, *on-line* ou *off-line*, substituindo o papel do áudio.[2]

Duas tendências de atuação têm se destacado no sentido de atenuar possíveis interferências excludentes das tecnologias objetivando, ao contrário, beneficiar-se de seu potencial educacional e clínico: 1) o desenvolvimento de interfaces condizentes com es-

---

1. Surdos das Regiões Sudeste e Centro-Oeste, por exemplo, contam com o uso de Centrais de Atendimento disponibilizadas pelas operadoras Telemar e Brasil Telecom, e que oferecem serviços que lhes possibilitam conversar com familiares e amigos ouvintes, bem como solicitar a entrega domiciliar de remédios e refeições (cf. http://www.feneis.com.br consultado em 25/11/2002).
2. Mais informações no site http://www.ccinfo.com.br/closedc_info.htm consultado em 26/11/2002.

pecificidades de grupos sociais minoritários visando o acesso[3] ao computador e seu conseqüente uso profissional, educacional e doméstico; 2) pesquisas relacionadas às áreas educacional e clínica que partem de uma concepção enunciativo-discursiva de linguagem, e que tomam as TICs como *práticas discursivas* (Maingueneau, 1987/89). Essas ações articulam o *uso cognitivo* da linguagem – representado pelo diálogo que se estabelece entre o sujeito e a interface – e o *uso social* da linguagem – a interação entre o sujeito e seu(s) interlocutor(es) – tendo como tema a tarefa que desenvolve no computador: dois níveis de interação correlacionados.

No caso da surdez, a utilização significativa dos recursos das TICs tem um interesse teórico-metodológico adicional. A integração de diferentes recursos semióticos verbais e não-verbais, característica da maior parte das interfaces dos programas de computador, possibilita analisar o *funcionamento discursivo da linguagem* de uma maneira peculiar (Freire, 2002b; Gesueli et al., 2002). Considerando-se a surdez uma *experiência visual* (Skliar, 1999) que se manifesta em todos os tipos de significações, representações e/ou produções do surdo, tanto no campo intelectual, lingüístico, ético, estético, artístico, cognitivo, cultural e a varie-

---

3. O *acesso* ao computador por pessoas com dificuldades físicas, mentais, sensoriais ou lingüísticas pode ser facilitado e/ou garantido por meio de uma série de ajudas técnicas, denominadas na literatura de *tecnologias adaptativas ou assistivas*: soluções de *hardware* e/ou de *software* que objetivam eliminar barreiras que impedem o manuseio do computador (Hogetop e Santarosa, 2001). O termo *acessibilidade* também pode ser empregado para se referir a barreiras arquitetônicas e ao uso independente de outros artefatos e serviços da nossa cultura.

dade de recursos multimídia presentes nas interfaces dos computadores, a inserção produtiva das TICs na educação bilíngüe dessa população pode constituir um "espaço privilegiado de produção de narrativas" (Lacerda, 1998) ou uma boa maneira de "inserção significada da criança no mundo letrado" (Freire, 1997).

Interfaces: a questão da usabilidade[4]

Software de vários tipos existem hoje no mercado e/ou na internet: editores de texto, de apresentações, de jornais eletrônicos e de histórias em quadrinhos. Esse uso progressivo do computador tem mudado a maneira como nos relacionamos com a *escrita* e com a *leitura*. Conceitos como os de *texto* e de *leitor*, em decorrência do surgimento dos livros eletrônicos, por exemplo, vêm ganhando novas formulações (Chartier, 1999). No entanto, nem todo material digital pode ser usado por todas as pessoas em virtude de necessidades específicas. Isso acontece, por exemplo, com idosos, pessoas com deficiências motoras graves, cegos. No caso da surdez, a princípio, o *acesso* é possível desde que o sujeito domine (ao menos parcialmente) o português em sua modalidade escrita. Sabemos, no entanto, as dificuldades envolvidas nesse processo e a baixa incidência de surdos letrados.[5] Além

---

4. Agradeço à profa. dra. Heloísa Vieira da Rocha a cuidadosa leitura, os exemplos e a discussão dos conceitos envolvidos nesta seção. Agradeço também a Janne Y. Y. Oeiras as valiosas sugestões.
5. Em função deste tipo de problema é que atualmente grupos de pesquisadores têm defendido a adoção do *SignWriting* como sistema de escrita da Língua de Sinais, argumentando que o seu aprendizado é mais simples e natural para o surdo. O assunto ainda é bastante controverso.

disso, nem sempre as interfaces dos *softwares* são "amigáveis", contribuindo para o uso independente e produtivo do sistema.

Lidamos com diversos tipos de interfaces em nosso dia-a-dia: ao acender uma luz, o fogão, usar o telefone ou um programa de computador. A interface provê um meio de comunicação entre o usuário e um artefato qualquer. O trabalho do *design*er é projetar uma interface que gere o menor número possível de mal-entendidos nessa comunicação exigindo, assim, menor esforço interativo do usuário. Quanto menor o número de equívocos no uso da interface, melhor sua *usabilidade*. Um exemplo: certo dia, durante uma aula, o professor – enquanto conversa com os alunos – coloca o retroprojetor sobre a mesa conectando o fio na tomada pintada de vermelho. Ao ligar o aparelho percebe que ele está danificado. A tomada na cor *vermelha* era um aviso – uma interface – de que sua tensão era de 220V. *Vermelho* é, quase sempre, sinal de *perigo*. Mas é também uma cor que chama a *atenção* do usuário e pode levá-lo a cometer esse tipo de erro.

De forma análoga, a interface de um sistema computacional é o meio pelo qual pessoas e computadores se comunicam: é o elemento do ambiente que (inter)medeia o diálogo homem–computador e que, portanto, demanda um *uso cognitivo* da linguagem. Há, portanto, dois aspectos importantes do desenvolvimento de uma interface: o *sistema* propriamente dito, e as *características humanas* envolvidas em seu uso. Do ponto de vista do sistema, a questão tem sido tratada com grande ênfase em metodologias e técnicas da Engenharia de *Software* para projeto e especificação da parte do código que implementa a interface. Já em relação às características humanas, os estudos têm focalizado os aspectos ergonômicos, culturais e cognitivos envolvidos no uso de elementos do ambiente computacional, como por exemplo, a eficiência do uso do *mouse*, a disposição das teclas de funções no teclado etc. Portanto, a análise de interfaces homem–computador passa – necessariamente – pelo estudo das atividades físicas e cognitivas nas quais o sujeito se engaja durante as ações requeridas para resolver uma tarefa usando sistemas computacionais (Rocha, 2001).

Assim, os estudos na área de design de interfaces têm evoluído muito nos últimos anos, sendo alvo de interesse de pesquisadores preocupados com a *democratização* e a *não-exclusão social* de minorias de diversos tipos – idosos, cegos, surdos, cérebro-lesados – que usam as TICs com fins diversos, tanto no âmbito educacional quanto no doméstico e no profissional. O *design* de uma interface deve, entre outras funções, auxiliar o usuário no uso do sistema (seja um *site*, um aplicativo, um *software* qualquer) e na descoberta de seus recursos (Pontes e Orth, 1999). Para tanto, é necessário considerar a heterogeneidade do público–usuário: sua cultura, seus conhecimentos e suas necessidades específicas.

Trata-se, portanto, de uma área de estudo e atuação de caráter multidisciplinar que demanda, por um lado, o delineamento cuidadoso do perfil da população–alvo e, por outro, soluções técnicas nem sempre simples de serem implementadas. As que exigem menor esforço interativo do usuário contribuem para uma melhor usabilidade da interface: "o esforço necessário para utilizar um *software* e para o julgamento individual deste uso por determinado grupo de usuários" (ISO, 1991). O conceito de *usabilidade*, portanto, relaciona-se ao desenvolvimento e uso produtivo de determinada tecnologia, sem desconsiderar sua estrutura, seu formato e conteúdo disponibilizado (Tanaka e Rocha, 2001).

Apenas para ilustrar a complexidade desse tipo de implementação, veja-se como o sujeito L.S. usa alguns recursos do *software* de história em quadrinhos (ou Hq) da Turma da Mônica.

L.S. tem 8 anos e apresenta uma perda auditiva neurossensorial bilateral, de grau leve à esquerda (usa A.A.S.I.) e grau moderado à direita. Freqüenta a pré-escola e sessões de terapia fonoaudiólogica desde 1998.[6]

Durante uma de suas atividades de escrita utilizando o *software*, L.S. tentou várias vezes adicionar a figura do elefante *Jotalhão* clicando sobre seu ícone,[7] localizado na barra inferior do *software*. A figura do conhecido personagem de Maurício de Souza representa a ferramenta que serve para aumentar o tamanho de uma figura que já consta da área de trabalho. A relação semântica entre o ícone e sua função está, exatamente, no *tamanho* do animal elefante. Ao lado do *Jotalhão*, como pode ser observado na Figura 1, existe um ícone com a figura de um *rato*, que identifica a ferramenta com função contrária à anterior, qual seja, diminuir o tamanho de uma figura previamente selecionada.

---

6. Esse sujeito foi acompanhado pela aluna C. C. R. do Curso de Fonoaudiologia da Universidade Metodista de Piracicaba sob minha supervisão no primeiro semestre de 2000 na disciplina de Fonoaudiologia Clínica III. Uma das atividades propostas pelo acompanhamento fonoaudiológico foi o trabalho com o português escrito por meio desse *software* de Hqs.
7. Adotarei genericamente o termo *ícone* para me referir às figuras que compõem os menus das interfaces apresentadas, considerando-o um "elemento gráfico que, em sistemas operacionais ou em programas com interfaces gráficas, representa determinado objeto, operação ou link, sendo geralmente acionável por um clique de mouse" (*Dicionário Houaiss*). Convém esclarecer, no entanto, que na área de interação humano-computador (IHC) há várias discussões sobre essa terminologia. A Semiótica em Sistemas Computacionais, por exemplo, faz uma importante distinção entre representações *icônicas, indiciais e simbólicas* (Rocha e Baranauskas, 2000).

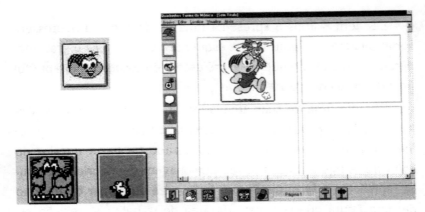

Figura 1 – Visão geral da interface do *software* de Hq Turma da Mônica. Em destaque na vertical o ícone da Mônica que representa a ferramenta de inserção de personagens. Na horizontal, destaque para os ícones do Jotalhão e do rato que, respectivamente, representam as ferramentas para aumentar e diminuir as figuras já constam da área de trabalho.

Em termos de *design* da interface pode-se dizer que houve um cuidado em separar as *ferramentas de inserção de objetos* (cenário, personagens, balões, texto) – dispostas na barra de ferramentas *vertical* – das ferramentas de transformação de objetos (aumentar, diminuir, apagar, desfazer ação) – dispostas na barra *horizontal*.[8] Entretanto, nem sempre o sujeito é capaz de fazer esse tipo de categorização dos recursos de um *software* e, se a

---

8. Muito embora possa ser observado na barra horizontal, juntamente com o conjunto de ferramentas de transformação de objetos, a presença da função *encerrar programa* (ícone *porta*), que poderia ser mais bem categorizada como uma *ferramenta de interação geral com o software*. Nesse caso, talvez fosse mais apropriado em termos de *design*, colocá-la no canto direito da tela, na mesma barra, após as funções de *voltar/avançar página*.

sua intenção é, de fato, adicionar "o Jotalhão", provavelmente ele será levado a supor, como o fez L.S., que o seu ícone possibilita a sua inserção: uma relação *quase-direta*. Nesse caso, o ícone com a figura da *Mônica*, em destaque na Figura 1 na vertical, é que representa a ferramenta que insere personagens, inclusive o elefante *Jotalhão*.

A direção do raciocínio de L.S. torna-se aceitável devido a dois aspectos igualmente importantes. O primeiro deles tem a ver com o *contexto da tarefa*, isto é, elaborar uma Hq. Uma história em quadrinhos necessariamente tem personagens e, no caso da história em quadrinhos da Turma da Mônica, o *Jotalhão*, estando ali visível na interface, é um possível candidato. Talvez, se o *software* em questão fosse um editor de desenho, essa ambigüidade não ocorreria: a relação entre o *ícone elefante* – representativo do tamanho grande – em oposição ao *ícone rato* – tamanho pequeno – seria mais facilmente interpretada pelo sujeito. O segundo ponto tem a ver, exatamente, com essa oposição *Jotalhão/rato*. Ora, o *Jotalhão* é, de fato, um personagem da Turma da Mônica e o rato não o é. Daí talvez decorra também a interpretação de L.S.

Esse exemplo mostra as relações semânticas, o conhecimento pragmático e enciclopédico envolvidos na escolha de um recurso de determinado *software* e, portanto, os fatores interdependentes que entram em jogo no seu processo de desenvolvimento e implementação. Evidencia também a relação entre semioses verbais e não-verbais: o fato de se ter uma interface gráfica não é garantia de interpretação unívoca. Ora, é do *funcionamento discursivo da linguagem* o intercâmbio entre processos verbais e não-verbais (Coudry, 2002; Freire, 2002c).

Veja-se outro exemplo. Durante o desenvolvimento do editor de histórias em quadrinhos denominado *HagáQuê*[9] (Figura 2), foram feitos alguns testes de *usabilidade* com um grupo de crianças na faixa etária compreendida entre sete e nove anos.

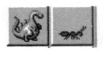
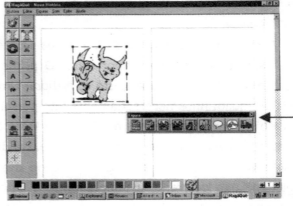

Figura 2 – Visão geral do *software HagáQuê*.
Em destaque na vertical os ícones dinossauro e formiga que representam, respectivamente, as ferramentas que aumentam e diminuem as figuras.

Embora não seja objetivo deste capítulo fazer uma análise constrativa entre as duas interfaces, cabe ressaltar o modo como o *design*er do *HagáQuê* contornou o problema gerado pelo *contexto*

---

9. O Hagáquê está sendo desenvolvido como parte da dissertação de mestrado de Eduardo Hideki Tanaka, sob orientação da profa. dra. Heloísa Vieira da Rocha, no Instituto de Computação da Unicamp. Trata-se de um *software* livre que pode ser obtido no endereço http://pan.nied.unicamp.br/~hagaque/. As informações aqui contidas foram a mim relatadas pelos autores do trabalho.

da tarefa: as ferramentas que possibilitam adicionar características específicas do *gênero de discurso* história em quadrinhos (Bakthin, 1952-53/97) estão dispostas em um *menu não fixo*, conforme indicado pela seta na Figura 2. Na vertical, estão dispostas as *ferramentas de edição*, e na horizontal a *paleta de cores*.

Durante o uso-teste do *software* o mesmo problema do *Jotalhão* aconteceu: as crianças, sugestionadas pelo *contexto da tarefa* (escrever uma Hq) pensavam que tanto o *dinossauro* quanto a *formiga* representavam personagens que podiam fazer parte da área de trabalho. No entanto, no caso dessa interface, o problema é ultrapassado mais rapidamente: os ícones *dinossauro* e *formiga* não são de fato personagens de histórias em quadrinho de circulação nacional. Outro aspecto relevante é que a interface do *HagáQuê* reaproveita (prováveis) conhecimentos anteriores dos usuários de determinada faixa etária. Boa parte das crianças que gostam de brincar no computador conhece o editor de desenho *PaintBrush*, cuja interface serve de base para o *HagáQuê*.

Um fato que chamou a atenção no teste do *HagáQuê* foi o modo como um considerável número de crianças referia-se à ação de diminuir o tamanho do personagem e/ou do cenário usando o neologismo *formigar*. Isso é importante porque mostra, uma vez mais, a relação entre as *semioses verbais* e *não-verbais* e o potencial *criativo* da linguagem (Franchi, 1977/92): a interação do sujeito com a interface torna-se, então, *pública, social, dita*.

Os exemplos demonstram que a questão da *usabilidade*, embora extremamente importante, requer muitos esforços e depende de restrições técnicas que podem impedir uma total flexibilização no uso de um *software*. Algumas vezes o excesso de flexibilidade – na tentativa de ajustá-lo integralmente às necessidades de um grupo de usuários – pode gerar redundâncias desnecessárias. Daí a relevância de se desenvolver *softwares* baseados no que se denomina de *design participativo*: viabilizado por uma *avaliação dialógica e continuada* do uso da interface por seus usuários e *designers* (Rocha et al., 2001).

Há também estudos que tratam do *acesso* da comunidade surda às TICs, e que propõem a adoção do *SignWriting* como um sistema de escrita para a tradução de *menus*. Pontes e Orth (1999) argumentam que o uso do *SignWriting* para traduzir termos técnicos do português para a Língua de Sinais pode facilitar o manuseio de aplicativos e *softwares* de diversos tipos. Veja na Figura 3 um pequeno exemplo apresentado pelos autores:

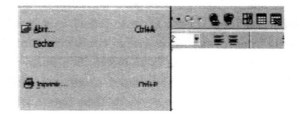

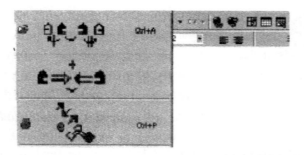

Figura 3 – Na parte superior está o formato original de vários aplicativos *Windows* para as ações de Abrir, Fechar e Imprimir arquivos. Embaixo, uma mostra de como esses termos técnicos poderiam ser escritos em *SignWriting*.

O *SignWriting*, desenvolvido por Valerie Sutton em 1975, representa graficamente as características visuoespaciais da Língua de Sinais, até então considerada ágrafa. O sistema expressa graficamente os sinais com base nos movimentos, nas formas das mãos, nas marcas não manuais e nos pontos de articulação (Quadros).[10] Embora venha crescendo entre os membros da comunidade surda o uso da *SignWriting* o sistema ainda não foi adotado amplamente pelas instituições bilíngües no Brasil, inclusive pela dificuldade de sua *caligrafia*.[11] Na busca de soluções para esse problema, alguns editores de *SignWriting* estão em desenvolvimento, como é o caso do *SWEdit*, da Escola de Informática da Universidade Católica de Pelotas/UCPel – ESIN (Torchelsen et al., 2002):

O *SWEdit* pode ser descrito como uma interface projetada para pessoas surdas visando à edição de textos por meio do sistema de escrita da Língua de Sinais denominado *SignWriting*. Possui outras funcionalidades como: 1) inclusão de textos escritos em Português; 2) inserção de figuras e imagens; 3) base de dados expansível; 4) possibilidade de fazer traduções; 5) dicionário de Sinais.

---

10. Artigo escrito pela lingüista Ronice Müller de Quadros intitulado "Um capítulo da história do *SignWriting* no Brasil" e disponível no endereço http://www.signwriting.org/ (consultado em 26/11/2002).
11. Há outros pontos teóricos relevantes que merecem uma discussão aprofundada, por exemplo, a gênese de um sistema de escrita e sua relação com as práticas discursivas de dada comunidade lingüística, tema bem mais polêmico, mas que foge dos objetivos do capítulo.

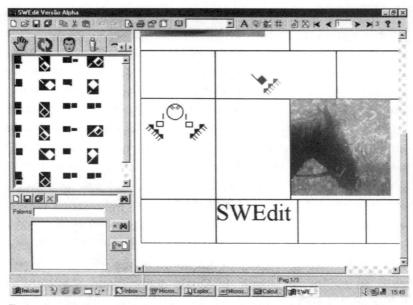

Figura 4 – Visão geral da interface do *SWEdit* exibindo um exemplo, disponível em sua versão alpha.

Certamente, iniciativas desse tipo são de grande importância para o trabalho com a comunidade surda. Sem entrar no mérito da discussão da escrita de Língua de Sinais, propriamente dita, creio que em termos de *acessibilidade*, seria produtivo desenvolver um teclado em *SignWriting*, análogo ao teclado *Braille*, já disponível no mercado. Nesse caso, tratar-se-ia de uma *tecnologia assistiva* de *hardware*. O teclado possibilitaria uma relação mais *natural* com a escrita via computador: *digitar parece mais familiar do que clicar e arrastar, movimentos necessários para escrever SignWriting via software*.

No caso da surdez, a interface gráfica revela-se extremamente importante, dada a relevância da experiência visual para esses sujeitos. No entanto, a adição de recursos gráficos e/ou a tradução de seus menus para a Língua de Sinais não garantem o uso produtivo da interface, sendo necessárias novas investigações para que se possam encontrar soluções relevantes.[12] O uso continuado das TICs com surdos, além de ser uma metodologia bastante produtiva para a análise do diálogo sujeito/interface e para o *design* de interfaces, põe em jogo o uso social e cognitivo da linguagem, constituindo um importante espaço para *a produção e interpretação de sentidos*, como mostra a próxima seção.

Práticas discursivas e tecnologias de informação e comunicação

Na última década consideráveis mudanças vêm ocorrendo na educação de surdos, impulsionadas pela proposta educacional bilíngüe, influenciando de forma significativa o letramento e a escolaridade. Afastando-se, pois, de uma concepção terapêutica e reabilitadora de surdez, a proposta bilíngüe exige intensa reflexão sobre a comunidade surda. Instituições como o Centro de Estudos e Pesquisas em Reabilitação prof. dr. Gabriel de O. Porto (Cepre) da Faculdade de Ciências Médicas da Unicamp, por exemplo, adotaram em sua prática de sala de aula professores surdos

---

12. Um dos objetivos do Projeto de Pesquisa *Tecnologia, Surdez e Língua* é exatamente estudar a *usabilidade* do *software HagáQuê* por um grupo de usuários surdos de idade escolar. O Projeto foi submetido à Fapesp em novembro de 2002 e será desenvolvido por docentes do Cepre em parceria com pesquisadores, docentes e pós-graduandos do Nied, sob a coordenação geral da profa. dra. Zilda M. Gesueli.

que atuam colaborativamente com professores ouvintes.[13] Essa alternativa visa introduzir – de forma significativa – a Língua de Sinais para os sujeitos surdos, especialmente aqueles que integram famílias de ouvintes. As interações no âmbito da instituição, muitas vezes, são as únicas ocasiões para o uso produtivo da Língua de Sinais.

Os primeiros estudos usando as TICs com sujeitos surdos tiveram início na metade da década de 1980 (Barrella, 1991 e 1993; Valente e Gagliardi, 1991), em meio à discussão provocada pela Comunicação Total e ao grande impacto gerado pelo uso do computador com finalidades educacionais. Em 1985 o Núcleo de Informática Aplicada à Educação (Nied) em parceria com o Cepre, ambos da Unicamp, desenvolveram o Projeto de Pesquisa intitulado "Uso da Linguagem Logo com Deficientes Auditivos".[14] Essa experiência mostrou as influências recíprocas entre a língua do sujeito e a linguagem computacional: o trabalho que o sujeito exerce *com* e *sobre* a linguagem de programação, evidencia o modo como a sua língua imprime novas interpretações aos comandos da linguagem. Logo e, inversamente, suas influências no uso produtivo do português escrito em fase de aquisição pelo sujeito (Freire e Coudry, 1998; Freire, 1999).

Naquela época muitos eram os questionamentos a respeito do papel da linguagem no desenvolvimento do surdo. A Língua de Sinais não tinha a projeção atual, e as instituições ainda se fia-

---

13. Os professores ouvintes são, também, fluentes em Língua de Sinais.
14. Esse Projeto foi coordenado pelo prof. dr. José Armando Valente, atualmente coordenador associado do Nied e docente do Instituto de Artes da Unicamp e da PUC-SP. A profa. Cleide Gagliardi e eu atuávamos com os alunos surdos em sala de aula.

vam em muitas proposições advindas do Oralismo. O trabalho realizado com o sujeito C. foi de fundamental importância para reavaliar antigas concepções e redirecionar o trabalho com as TICs.

C., um sujeito surdo de dez anos, do sexo masculino, verbalizava poucas palavras (as mais simples de serem articuladas, formadas pelos fonemas /p/, /t/, /m/ – "pato", "papai", "mamãe" etc.). Cursava a segunda etapa do 1º ano do ensino fundamental em uma escola especial para surdos da cidade de Campinas (SP). A interface do Logo, naquela época, era totalmente *textual*.

Embora fossem usados comandos para fazer uma Tartaruga[15] desenhar na tela do computador, eles precisavam ser digitados pelo usuário. Com base nos traçados deixados pela Tartaruga, o sujeito podia reavaliar o emprego dos comandos, refazer o desenho, modificar os comandos e seus números etc.

O objetivo do trabalho com C. baseado na aplicação da linguagem Logo era analisar o modo como um sujeito não oralizado construiria os programas no computador. O que se viu foi muito mais que isso: *lá estava a linguagem em todo seu acontecimento*.

---

15. A Tartaruga nada mais é do que um cursor gráfico que apresenta três propriedades principais: *posição, orientação e uso de objetos*. Ela pode andar (mudar a posição na tela por meio dos comandos **pf** nº e **pt** nº, respectivamente para a frente e para trás), girar (mudar a direção, por meio dos comandos **pd** nº e **pe** nº, respectivamente, para a direita e para a esquerda) e assumir outros objetos (usar borracha, lápis ou não usar nada, respectivamente **ub, ul, un**) produzindo diferentes tipos de desenho por meio dos comandos. Um novo movimento da Tartaruga é executado a partir do seu estado imediatamente anterior, isto é, a última posição em que estava, a última direção assumida e com o último objeto ativado. No caso de C., devido à sua escolaridade, optamos por usar números apenas para os comandos de deslocamento, isto é, C. não usou números relacionados à noção de ângulo.

Embora investigadora e sujeito não compartilhassem de uma língua comum, e o esforço fosse enorme de ambas as partes, fios de intercompreensão eram entrelaçados no exercício dialógico continuamente reconstruído, mediado pelo tema da tarefa a qual se dedicava o sujeito, e que era explicitado na tela do computador.

C. mostrou que a linguagem do Logo, o seu código, não era apreendido como uma ação de causa–efeito. Embora fosse uma linguagem artificial precisa e lógica, a utilização que o sujeito fazia dos comandos não era uma codificação e decodificação diretas. Ele manipulava cada comando, reutilizava-o em outros desenhos, observava os diferentes *feedbacks* do computador atentamente, experimentava outras teclas, mudava de computador para fazer explorações anteriormente feitas em outra máquina, colocava seu interlocutor na frente do computador para que usasse os comandos que ele havia usado. Ele buscava a convenção do código e procurava, ativamente, compreender os comandos nas mais variadas situações de uso. De forma atuante, C. procurava retirar do diálogo que mantinha com a interface subsídios que lhe mostrassem como o programa computacional funcionava. C. operava com um sistema simbólico, realizando ações *com* e *sobre* aquele código baseado naquilo que, de algum modo, ele havia elaborado como "sujeito-significante" e portador de "uma" linguagem que não era dizível nem por palavras, tampouco por sinais sistematizados (Barrella, 1991; Freire 1999).

Uma das atividades no Logo de C. foi o desenho de uma *casa*. Para que investigadora e sujeito pudessem dialogar a respeito do plano de trabalho, foi combinado que C. desenharia em uma folha de papel o que pretendia fazer no computador. Veja o modo peculiar como C. escreve os números para estimar quantos passos a Tartaruga deve dar para desenhar a base, a parede lateral e o telhado da casa (Figura 5):

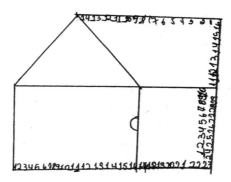

Figura 5 – Desenho no papel de C. da casa que construiria via Logo.

C. (re)cria uma régua, mostrando ter compreendido o funcionamento do comando pf nº. No entanto, talvez pelo fato de os números constituírem uma seqüência – uma cadeia verbal e visual – C. não se dá conta de que entre a base e a lateral da casa há um giro da Tartaruga e segue com os números. A investigadora então intervém e mostra-lhe que deve recomeçar a contagem. C. não percebe que os números escritos com dois algarismos ocupam o dobro do espaço do número escrito com apenas um. Para fazer a linha do telhado, novo impasse: a estratégia por ele usada não combina com a direção do movimento da Tartaruga: é preciso escrever a seqüência de números de *trás para a frente*.

O interesse desse exemplo está no fato de mostrar os *sistemas de referência* que são convocados a um só tempo pela atividade de programação Logo. Para Franchi (1977/92), os sistemas de referência são *formulações históricas, elaboradas por meio da linguagem, que organizam de certo(s) modo(s) a cultura, as ciências, as relações sociais de determinada comunidade discursiva*. No caso de C., observa-se um sujeito às voltas com conteúdos que dizem respeito a conceitos espaciais, numéricos, lingüísticos e computacionais, e que constituem um conjunto de saberes com o qual o sujeito pode solucionar o problema em questão. *Um vaivém entre o uso cognitivo e social da linguagem.*

A aplicação do Logo constitui, pois, um contexto também de *aprendizagem* que convoca atividades reflexivas sobre os processos e saberes que dela participam. A aprendizagem vista como produto de um processo histórico-cultural decorre de diferentes *práticas discursivas* que se estabelecem entre o aprendiz e outros interlocutores. Qualquer situação de uso efetivo da linguagem da qual participam interlocutores que têm uma língua comum (no caso de C., nem tão comum assim), com diferentes propósitos, fazendo uso de diferentes configurações textuais (diálogos, narrativas, relatos etc.) e que estabelece relação entre aspectos sociais e textuais do discurso é denominada por Maingueneau (1987/89) *prática discursiva*. A construção de conceitos e saberes, por sua vez, se faz *com* e *na* linguagem, quando colocada em ação por aprendizes e ensinantes, pois "sem linguagem a relação pedagógica inexiste" (Geraldi, 1997: 19). Essa é a relevância de se conceber a utilização do Logo como uma *prática discursiva* e utilizá-la na educação do surdo.

Da mesma forma, com os avanços tecnológicos, muitos outros programas de computadores podem hoje ser utilizados como *práticas discursivas* no contexto da surdez, atestando a presença da cultura na língua e o interesse em se aproveitar tudo aquilo que se faz com a linguagem. As ferramentas para a produção escrita (editores de texto, de páginas *web* e de histórias em quadrinho) e para a comunicação a distância (bate-papo, icq e correio eletrônico) certamente fundam novas dimensões para o *uso da linguagem* e novas *condições de produção de discurso* integrando outros elementos ao que hoje denominamos leitura–escrita.

Investigações mais recentes (Gesueli et al., 2002; Freire, 2002b) apontam as TICs como *contextos significativos* de uso da leitura-escrita por surdos. Vygotsky (1984) já chamava a atenção para esse ponto. Segundo ele, a escrita é um processo que se constrói ao longo da vida e não um produto concluído nos primeiros anos de escolaridade. Por essa razão a escrita deve ter significado para a criança, ou seja, "a escrita deve ser incorporada a uma tarefa necessária e relevante para a vida" (Vygotsky, op. cit., p. 133). O sentido da escrita está no fato de se ter consciência sobre o porquê e para quê se escreve, assim essa concepção de leitura-escrita está vinculada ao trabalho envolvido nas ações *com* e *sobre* a linguagem: o sujeito diz algo para alguém por meio de certas estratégias de dizer (Geraldi, 1991/93).

Considerações finais

Esperamos ter mostrado neste capítulo os pressupostos teórico-metodológicos que fundamentam o uso produtivo das TICs no contexto da educação bilíngue do surdo. A aplicação discursivamente orientada das TICs, seja com objetivos de avaliação ou de acompanhamento pedagógico e/ou clínico, constitui um lugar interativo, dialógico. Nele, tem interesse o funcionamento da linguagem em situações concretas de *uso cognitivo e social*. Cognitivo, porque se admite na linguagem a existência de uma face interna (também de natureza social), individual, privada, o discurso interior, que tem um papel fundamental na organização e regulação de outros processos cognitivos. Social que expõe e se serve da materialidade da linguagem, a língua do sujeito-falante, balizada por critérios estritamente lingüísticos – advindos das características do sistema lingüístico propriamente dito – e discursivos – decorrentes das regras que regulam as interações sociais de dada comunidade lingüística, e que surgem na prática com a linguagem. Assim é que o reconhecimento e a compreensão da interface do sistema e de suas funções em contextos diferenciados de uso; a emergência de múltiplos processos lingüístico-cognitivos que se relacionam a vários sistemas e subsistemas de referências convocados pelas atividades propostas; o diálogo entre os participantes no decorrer da atividade; os episódios monologados que acompanham a resolução das tarefas, são alguns aspectos que se destacam ao longo desse tipo de *trabalho com a linguagem*.

Para finalizar, é importante ressaltar o interesse da aplicação das TICs na educação do surdo. O objetivo está em se analisar no processo de *intercompreensão* mediado por tais programas – sujeito-computador e sujeito-interlocutor – as regras que regulamentam o jogo da linguagem nas mais variadas situações discursivas e o papel que as interfaces computacionais assumem nesse exercício de linguagem. É fundamental compreender quais *operações discursivas* – no sentido de Geraldi (1991/93) – os sujeitos lançam mão na produção e interpretação de sentidos, de que recursos verbais e não-verbais fazem uso nesse processo, sem desconsiderar o entrelace de competências lingüísticas que podem fazer parte do universo lingüístico-cognitivo do surdo e que envolve, pelo menos, dois sistemas: o da Língua de Sinais e o da língua do grupo majoritário ouvinte, em um processo complexo que vem sendo tratado por vários autores, mas que ainda requer muitas investigações (Gesueli, 1988; Góes, 1996; Souza, 1996). Questões, nos parecem, reveladoras do *funcionamento da linguagem*.

Referências bibliográficas

BAKHTIN, M. Os gêneros do discurso. In: BAKHTIN, M. *Estética da criação verbal*. São Paulo: Martins Fontes, p. 277-326, 1952-53/97.

BARRELLA, F. M. F. 1um, 2dois, 3três: buscando significados através do logo. In: VALENTE, J. A. (org.). *Liberando a mente: computadores e educação especial*. Campinas: Gráfica Central da Unicamp, p. 187-206, 1991.

_____. O trabalho lingüístico do sujeito ao adquirir a linguagem Logo. In: VALENTE, J. A. (org.). *Computadores e conhecimento: repensando a educação*. Campinas: Gráfica Central da Unicamp, p. 257-73, 1993.

CHARTIER, R. *A aventura do livro: do leitor ao navegador*. São Paulo: Unesp, 1999.

COUDRY, M. I. H. Linguagem e afasia: uma abordagem discursiva da neurolingüística. In: Orlandi, E. P. (org.). *Caderno de Estudos Lingüísticos 42 - a História das Idéias*. Campinas: IEL, Unicamp, 2002.

FRANCHI, C. Linguagem - atividade constitutiva. In: *Cadernos de Estudos Lingüísticos 22*. Campinas, SP: IEL, Unicamp, p. 9-39, 1977/92.

FREIRE, F. M. P. A palavra (re)escrita e (re)lida via internet. In: SILVA, E. T.; FREIRE, F. M. P.; ALMEIDA, R. Q. et al. *A leitura nos oceanos da internet*. São Paulo: Cortez. (a sair) 2002a.

_____. O trabalho com a escrita: *Anais do XIII Simpósio Brasileiro de Informática na Educação - SBIE*. São Leopoldo, RS: UNISINOS, p. 310-6, 2002b.

_____. O gesto na escrita. *Anais do 50º Grupo de Estudos Lingüísticos do Estado de São Paulo - GEL*. São Paulo: USP, p. 143, 2002c.

_____. *Enunciação e discurso: a linguagem de programação Logo no discurso do afásico*. Campinas, SP: Instituto de Estudos da Linguagem (Dissertação), 1999.

FREIRE, F. M. P.; COUDRY, M. I. H. A linguagem computacional Logo no contexto patológico. In: FOZ, F. B.; PICCARONE, M. L. C. D.; BURSZTYN, C. S. (org.). *A tecnologia informática na fonoaudiologia*. São Paulo: Plexus, p. 78-96, 1998.

FREIRE, R. M. A metáfora da dislexia. In: LOPES FILHO, O. de C. (org.). *Tratado de fonoaudiologia*. São Paulo: Roca, 1997.

FOUCAULT, M. *A ordem do discurso*. São Paulo: Loyola, 1970/2000.

GERALDI, J. W. *Portos de passagem*. São Paulo: Martins Fontes, 1991/93.

_____ Da redação à produção de textos. In: GERALDI, J. W.; CITELLI, B. *Aprender e ensinar com textos de alunos*. São Paulo: Cortez, p. 17-24, 1997.

GESUELI, Z. M. *A criança surda e o conhecimento construído na interlocução em língua de sinais*. Tese de Doutorado. Campinas, Faculdade de Educação, 1998.

GESUELI, Z. M.; FREIRE, F. M. P.; SILVA, I. R. Recursos verbais e não verbais usados por crianças surdas na elaboração de HQS eletrônicas. *Revista Intercâmbio*. São Paulo: PUC-SP (a sair), 2002.

GÓES, M. C. R. de. *Linguagem, surdez e educação*. Campinas: Autores Associados, 1996.

HOGETOP, L.; SANTAROSA, L. M. C. Tecnologias assistivas/adaptativas informáticas na Educação Especial: viabilizando a acessibilidade ao potencial individual. *Revista de Informática na Educação: Teoria e Prática*. Porto Alegre, RS: PGIE/UFRGS (no prelo). (disponível no site: http://www.nied.unicamp.br/~proinesp/), 2002.

ISO *International Standard Organization. Software product evaluation: quality characterisitcs and guidelines for their use*. ISO/IEC 9126 – 1. ed., 13 p. 1991.

LACERDA, C. B. F. Uso do computador na prática fonoaudiológica: o trabalho com a linguagem em um caso de surdez. In: FOZ, F. B.; PICCARONE, M. L. C. D.; BURSZTYN, C. S. (org.). *A tecnologia informática na fonoaudiologia*. São Paulo: Plexus, p. 147-68, 1998.

MAINGUENEAU, D. *Novas tendências em análise do discurso*. Campinas: Pontes, 1987/89.

PONTES, A. M.; ORTH, A. I. Uma proposta de interface de software orientada a linguagem de sinais. In: *Anais do 2º Workshop sobre Fatores Humanos em Sistemas Computacionais – IHC 99*. Campinas, SP: Unicamp. p. 33-39, 1999.

ROCHA, H. V. Análise de software educativo. Material desenvolvido para os Cursos a Distância do Projeto de Informática na Educação Especial – Projeto Proinesp da Secretaria de Educação Especial. (disponível no site: http://www.nied.unicamp.br/~proinesp/), 2001.

ROCHA, H. V.; BARANAUSKAS, M. C. C. *Design e avaliação de interfaces humano-computador*. São Paulo, SP: IME-USP, 2000.

ROCHA, H. V.; OEIRAS, J. Y. Y.; FREIRE, F. M. P. et al. Design de ambientes para EAD: (re)significações do usuário. *Anais do 4º Workshop sobre fatores humanos em sistemas computacionais*. Florianópolis, SC. p. 84-95, 2001.

SCHWARTZ, G. Exclusão digital entra na agenda econômica mundial. Artigo publicado na *Folha de S. Paulo* de 18/6/2000. (disponível no site http://www.exclusao.hpg.ig.com.br consultado em 14/10/2002), 2000.

SETTE, L. A. A. Os desafios da exclusão digital. Artigo publicado na *Folha de S. Paulo* de 14/7/2000. (disponível no site http://www.exclusao.hpg.ig.com.br consultado em 14/10/2002), 2000.

SKLIAR, C. A localização política da educação bilíngüe para surdos. In: SKLIAR, C. (org.). *Atualidade da educação bilíngüe para surdos*. Porto Alegre: Mediação, 1999.

SILVA, E. T. Leitura no mundo virtual: alguns problemas. In: SILVA, E. T.; FREIRE, F. M. P.; ALMEIDA, R. Q. et al. *A leitura nos oceanos da internet*. São Paulo: Editora Cortez (a sair), 2002.

SOUZA, R. M. *Que palavra que te falta? O que o surdo e sua lingua(gem) de sinais têm a dizer à lingüística e à educação*. Campinas, SP: Instituto de Estudos da Linguagem da Unicamp (Tese), 1996.

STEINBRUCH, B. Multidão de alienados. Artigo publicado na *Folha de S. Paulo* de 8/8/2000. (disponível no site http://www.exclusao.hpg.ig.com.br consultado em 14/10/2002), 2000.

TANAKA, E. H.; ROCHA, H. V. *Tornando um software acessível às pessoas com necessidades educacionais especiais*. Projeto de Mestrado submetido à Fapesp. Campinas, SP: Instituto de Computação da Unicamp, 2001.

TORCHELSEN, R. P.; COSTA, A. C. R.; DIMURO, G. P. Editor para textos em Língua de Sinais escritos em *SignWriting*. *Anais do XIII Simpósio Brasileiro de Informática na Educação – SBIE*. São Leopoldo, RS: UNISINOS, p. 655, 2002.

VALENTE, J. A.; GAGLIARDI, C. Criação de um ambiente de aprendizagem Logo para crianças com deficiência auditiva. In: VALENTE, J. A. (org.). *Liberando a mente: computadores na educação especial*. Campinas: Gráfica Central da Unicamp, p. 110-28, 1991.

VYGOTSKY, L. S. *A formação social da mente*. São Paulo: Martins Fontes, 1984.

Parte IV

Surdez:
Língua de Sinais,
Instrutores e Intérpretes

Parte IV

Surdez,
Língua de Sinais,
Instrutores e Intérpretes

Para Início de Conversa

MARIA CRISTINA DA CUNHA PEREIRA
VALDECIR MENIS
ISABEL CRISTINA MARTINS PHELIPPE
Cepre-FCM-Unicamp[1]

Este trabalho teve origem em nossa experiência como pesquisadora ouvinte e instrutores surdos, respectivamente. Trabalhando no Cepre, uma instituição que atende crianças surdas de várias idades, observamos que muitas crianças chegam apresentando alguns comportamentos comunicativos, como gestos de mostrar e apontar, por exemplo, enquanto outras nem sequer olham para o interlocutor.

Considerando que o olhar para o interlocutor é imprescindível para que se estabeleça uma interação comunicativa entre

---

1. O Cepre – Centro de Estudo e Pesquisa em Reabilitação "Prof. Dr. Gabriel Porto" – é uma instituição vinculada à Faculdade de Ciência Médicas da Universidade Estadual de Campinas, que atende surdos e deficientes visuais. Em relação aos surdos, o objetivo é propiciar a aquisição e o desenvolvimento da Língua Brasileira de Sinais e do português, na forma escrita e, de acordo com as potencialidades e o desejo do aluno ou da família, também na forma oral.

duas pessoas, um trabalho de linguagem com crianças surdas deve ter como ponto inicial o estabelecimento da atenção para o rosto do interlocutor.

O papel da atenção na interação tem sido ressaltado por estudiosos da aquisição da linguagem em crianças ouvintes.

Camaioni (1980), ao estudar a interação entre crianças ouvintes, refere como pré-requisitos a proximidade no espaço e a orientação da atenção visual, esta especificável nos seguintes comportamentos:

- atenção do interlocutor sobre quem inicia a interação e/ou sobre o objeto/atividade de quem inicia a interação;
- atenção partilhada de um interlocutor sobre o outro;
- atenção partilhada de ambos os interlocutores sobre um foco comum (objeto, atividade, evento).

Outros autores, como Bateson (apud Bernstein & Tiegerman, 1985), por exemplo, falam de uma "protoconversação" entre mãe e criança, que começa antes de a criança completar quatro meses, e que tem conseqüências definitivas para a conversação.

Para Bernstein & Tiegerman (1985) o olhar do bebê tem um efeito forte sobre a mãe. Enquanto o bebê olha para a mãe, esta age como se ele estivesse conversando, e responde ao olhar. Collis (1977) demonstrou que as mães freqüentemente seguem o olhar dos filhos: elas olham para onde os filhos estão olhando, e este olhar muitas vezes é acompanhado por um comentário sobre o foco da atenção.

Se o olhar para o rosto do interlocutor tem um papel tão importante para a conversação entre crianças ouvintes e seus interlocutores, a sua importância é inquestionável em se tratando da interação com crianças surdas. Para que se estabeleça comunicação com uma pessoa surda, é imprescindível que esta esteja olhando para o seu interlocutor, seja para fazer leitura orofacial, seja para entender os sinais. Qualquer que seja a modalidade de língua que será usada, a atenção para o rosto do interlocutor é pré-requisito para se começar uma conversa.

Diferentemente da criança ouvinte, cuja atenção se pode obter chamando-a pelo nome, para a criança surda o chamado de atenção se dá pelo toque no braço ou no ombro, ou ainda sacudindo a mão ou um objeto em seu campo visual.

Para maximizar a atenção dos filhos, os pais surdos tendem a usar seu corpo, intercalam atos afetivos não vocais com interações lingüísticas, utilizam modalidades alternadas ou simultâneas para se comunicar com os filhos e repetem os sinais várias vezes. Os sinais são, muitas vezes, produzidos em dimensão exagerada, o que, segundo Veinberg (2001), parece corresponder a uma entonação exagerada nas línguas orais.

Outras características observadas nas mães surdas quando sinalizam para os filhos são referidas por Wilbur (1987):

1. tendência a sinalizar sobre o corpo e o rosto da criança em lugar de sinalizar sobre o corpo da mãe;
2. tendência a produzir certos sinais, como o nome dos objetos, sobre o próprio objeto, ressaltando, dessa forma, a associação entre o sinal e o referente;
3. tendência a mexer e moldar as mãos do filho para produzir determinado sinal.

Ao comentar a interação mãe surdo/filho surdo, com base em gravações de videoteipe, Kyle (2001) aponta para diferenças em relação ao que se observa na interação entre crianças e mães ouvintes. Segundo o pesquisador, as mães surdas parecem se comunicar menos com seus bebês surdos no primeiro ano de vida do que as mães ouvintes, o que pode decorrer do fato de a atenção do bebê ser flutuante e, por isso, reduzir a oportunidade de a mãe sinalizar para ele. Para Kyle (2001), as mães surdas parecem preocupadas em dirigir a atenção dos filhos para os objetos, inserindo-os no seu campo visual. Quando o filho está começando a prestar atenção aos objetos, a mãe surda intensifica o trabalho para obtenção da atenção da criança. Em relação à nomeação de objetos, por exemplo, enquanto as mães ouvintes freqüentemente chamam a atenção da criança para o objeto e depois o nomeiam, com frases como: "Olha lá o.....!", as mães surdas fazem o sinal que corresponde ao objeto, e só quando a criança olha é que elas vão movendo a mão em direção ao objeto nomeado, mantendo o sinal.

Os jogos de atenção continuam a predominar na interação entre a mãe e o filho surdo no segundo ano de vida (Kyle, 2001). Além de tocar a criança cu de sacudir a mão para obter a sua atenção, a mãe usa mais freqüentemente o gesto de apontar, o qual, nessa época, toma a forma de tocar com o dedo indicador o objeto para o qual ela quer levar a atenção da criança. Quando a criança vira o rosto para a mãe é que esta sinaliza.

A preocupação em garantir a atenção do filho para só então sinalizar também foi observada por Bouvet (1992).

O pré-requisito da atenção na comunicação com surdos é considerado um problema para alguns pesquisadores da área da surdez. Collis e Schaffer (apud Gregory & Mogford, 1981), por exemplo, afirmam que as mães ouvintes enriquecem o desenvolvimento da linguagem da criança ouvinte na medida em que podem apontar e então falar sobre um objeto enquanto a criança está envolvida com ele. Para uma criança surda, este enriquecimento da linguagem tem de ser muito mais formal; somente quando a criança olha para a mãe é que surge a oportunidade para que a interação aconteça.

O fato de a interação mãe–criança surda depender mais da atenção partilhada do que se observa na interação mãe–criança ouvinte talvez seja a razão pela qual as crianças surdas pequenas parecem tão atentas aos movimentos do interlocutor.

Pereira (1989), uma das autoras deste trabalho, analisou, em sua tese de doutorado, a interação entre quatro crianças surdas e suas mães ouvintes, e entre duplas de crianças surdas de mesma idade. As crianças tinham entre dois e quatro anos de idade quando se iniciou a observação, e nenhuma delas havia tido nenhum atendimento anterior na área da linguagem, uma vez que o diagnóstico da surdez fora feito naquela época.

Um dos fatos que chamaram a atenção de Pereira foi a atenção das crianças para o rosto das mães. Ainda que nas primeiras gravações a interação fosse mediada pela atividade prática sobre os objetos por parte das crianças, todas pareciam atentas aos movimentos das mães, e usavam gestos de mostrar ou de dar objetos e de apontar objetos e figuras. Esses gestos eram precedidos de movimentos para chamar a atenção do interlocutor pelo toque em alguma parte do corpo, principalmente no braço. Ao longo das gravações, ainda que as mães falassem, todas interpretavam os gestos usados pelos filhos e faziam uso de gestos na interação com eles, observando-se diferenças entre as mães, bem como entre as crianças. Essas diferenças parecem, segundo Pereira (1989), estar diretamente relacionadas à representação ou imagem que cada uma das mães foi construindo do filho surdo.

Embora as crianças estudadas por Pereira já apresentassem comportamentos de chamar a atenção do interlocutor, e estivessem atentas aos comportamentos da mãe, não se pode afirmar que isso aconteça com todas as crianças surdas.

Vieira (2000) estudou o efeito do uso de sinais na aquisição de linguagem de duas crianças surdas, filhas de pais ouvintes, que tinham um ano e quatro meses e dois anos, respectivamente. Desde a primeira gravação, Vieira notou uma diferença significativa entre as crianças. Enquanto uma delas – a mais velha – se mantinha mais atenta, a mais nova mantinha contato de olho com a pedagoga de forma rápida, para mostrar alguma coisa ou para olhar o que o interlocutor estava fazendo. Segundo Vieira, essa criança era bastante agitada, voluntariosa, sem limite e com pouco tempo de atenção tanto em relação aos brinquedos, os quais olhava, manipulava e logo arremessava pela sala, como em relação ao adulto, fosse ele a mãe ou a pedagoga.

Ao observar a interação dessa criança com a mãe, Vieira notou que a mãe não parecia garantir a atenção do filho antes de falar com ele, como se ele fosse ouvinte. Em muitos momentos, segundo a pesquisadora, a mãe tentava fazer barulho perto da orelha do filho, como se testasse sua audição.

No trabalho com a criança, Vieira foi constatando um aumento da atenção da criança, que, apesar de não olhar diretamente para a pedagoga, estava atenta a seus movimentos e sinais, realizados dentro de seu campo visual. Aos poucos, a atenção foi aumentando, bem como o tempo de interação.

Depois de nove meses de trabalho, essa criança foi inserta em uma classe onde era exposta à Língua Brasileira de Sinais e começou a adquirir os sinais.

A observação de Vieira aponta para a importância de se desenvolver a atenção da criança surda para o rosto do interlocutor. Deve-se destacar também que, mesmo já tendo desenvolvido comportamento de atenção ao rosto do interlocutor, uma criança pequena não necessariamente apresentará tal comportamento ao interagir com um adulto não familiarizado. Assim, um trabalho de linguagem com crianças surdas deve ter início com a constituição da atenção partilhada entre criança e interlocutor.

Para ilustrar o trabalho que é feito em relação a desenvolvimento da atenção de crianças surdas pequenas, selecionamos trechos das gravações da interação adulto-crianças surdas do programa de orientação à família de crianças surdas, do Cepre-FCM-Unicamp. As crianças-sujeito deste trabalho tinham entre dois e três anos de idade quando se iniciou o trabalho de exposição à Língua Brasileira de Sinais por um adulto surdo, usuário desta. As mães, uma surda e as demais ouvintes, receberam orientação, de no mínimo seis meses, antes que o filho entrasse no grupo com o instrutor da Língua Brasileira de Sinais. Com exceção de um, todos os outros sujeitos desse estudo estavam iniciando a sua interação com o adulto surdo.

Nas primeiras gravações, a interação com o adulto e com as outras crianças se caracterizou por olhares rápidos, sem, no entanto, se observar nenhum comportamento comunicativo por parte das crianças. As atividades se caracterizaram por pegar e manipular os objetos por pouco tempo. O adulto – V. – se mantém todo o tempo atento ao movimento das crianças, permitindo que, em alguns momentos, brinquem sozinhas. Quando alguém olha para ele, responde com um sinal, realizado na altura do rosto da criança, como se observa no exemplo abaixo:

Exemplo 1 – V. abre um livro de histórias. Sacode a mão na direção de I., que está em pé perto dele, olhando para as outras crianças.

V. – (sacode a mão em frente a I.)
I. – (olha para V.)
V.– SAPO
I. – (não reage)
V. – (repete o sinal de SAPO)
I. – (não reage)
(outra criança pega o livro de V.)

Nesse exemplo, observa-se que V. sacode a mão no ar para chamar a atenção das crianças. Quando olham, ele nomeia uma figura no livro por meio de sinais. Uma vez que as crianças não esboçam nenhuma resposta, V. vai repetindo o mesmo sinal.

Na mesma gravação, outro exemplo evidencia outras formas que V. usa para chamar a atenção das crianças.

Exemplo 2 – V. está nomeando figuras em um livro. Puxa para perto uma casa de boneca.

V. – CASA. Aponta casa no livro. CASA (põe a mão na casa, olhando para as crianças)
I. – (enfia a cabeça na casa)
V. – (espera, olha para as outras crianças) CASA (bate a mão no teto da casa) CASA
I. – (sai da casa)
V. – (aponta figura de casa no livro e a casa de brinquedo.) CASA
I. – (puxa o livro da mão de V., fica olhando a figura, se levanta e se afasta com o livro na mão. Continua olhando para V. de longe. Aproxima-se.)
V. – (tenta pegar o livro da mão de I., mas ela o segura forte, impedindo que V. pegue o livro e se afasta com o livro na mão, sempre olhando para V.)

V. – QUERER LER aponta o livro (expressão facial de interrogação) LER aponta o livro (EF interrogação) FOLHEAR (EF interrogativa)
I. – (se distrai olhando as crianças brincarem com a casa)
V. – (sacode a mão em frente a I.)
I. – (olha)
V. – aponta livro MOSTRAR CASA (bate a mão na casa)
I. – (olha para o livro)
V. – (se levanta e vai pegar um pote com peças de encaixar e põe no chão)
I. – (senta perto de V.)
V. – VER aponta brinquedo de encaixe MOSTRAR (pega o livro e aponta figura da cerca rodeando a casa no livro) CERCA (pega o pote com as peças, aponta-o) CERCA (tira as peças e as encaixa)

Como no exemplo anterior, V. está folheando um livro e nomeando as figuras. As crianças não esboçam nenhuma resposta aos gestos de apontar e às nomeações produzidas por V. Ele, então, introduz uma casa de bonecas grande, apontando a figura de casa e a casa de bonecas e nomeando ambas por meio de sinais. Esse movimento parece chamar a atenção de I., que, após enfiar a cabeça dentro da casa, puxa o livro da mão de V. e fica olhando a figura.

Outro fato interessante, observado um pouco abaixo, se refere ao efeito que os sinais de MOSTRAR e de CASA, bem como o movimento de bater no telhado da casa, produzem em I., que olha para o livro.

Dois meses depois das gravações anteriores, as crianças parecem mais atentas a V. Permanecem mais tempo olhando para ele e para o que faz, embora não esbocem nenhuma reação aos seus sinais ou resposta às suas perguntas, como se observa no exemplo a seguir:

Exemplo 3 – V. faz salada de frutas, e depois dá para as crianças. As crianças comem. P. acaba.

- V. – pega o pote de P. e pergunta: QUERER PÊRA (expressão facial interrogativa)
- P. – PÊRA
- V. – põe mais salada para P.

O exemplo acima ilustra uma das poucas vezes em que uma criança responde a um sinal de V. nessa gravação. O sinal de PÊRA faz um efeito em P. e este o repete. O uso do sinal pela criança é interpretado por V. como concordância, e ele serve a criança de mais salada de frutas.

A incorporação de sinais do adulto por P. pode ser observada no exemplo que se segue, mas, dessa vez, não para V., mas para uma estagiária presente.

Exemplo 4 – O Instrutor de Sinais está na cozinha com as crianças. V. está descascando abacaxi.

- P. – (cutuca estagiária e aponta V.)
- Est. – ABACAXI
- P. – (repete sinal, adequando o movimento) (olha para I., sorri e faz ABACAXI)
- V. – (bate palmas)
- P. – (continua fazendo o sinal, olhando em volta para as pessoas presentes)
- V. – ABACAXI FATIAR (de comprido)
- P. – FATIAR (de comprido) (o movimento está certo, mas a mão esquerda, em vez de em pé, está deitada)

P. – (olha para estagiária) ABACAXI

Est. – repete o sinal ABACAXI

Observa-se no exemplo um diálogo mais longo, do qual participam dois adultos e uma criança, em que sinais produzidos pelos adultos vão retornando no turno da criança. Os sinais usados pela criança são interpretados pelos adultos, os quais atribuem a ela estatuto de interlocutor.

O retorno de sinais do adulto no turno da criança foi observado na mesma gravação por parte de outras crianças, como no exemplo a seguir:

Exemplo 5 – Crianças e V. estão olhando figuras em um livro de história.

V. – aponta figura no livro LUA CRESCENTE (cutuca cada criança e, quando elas olham, aponta a figura e repete o sinal LUA CRESCENTE. A última a ser chamada a atenção é T. V. cutuca mão de T.)

T. – (olha)

V. – LUA CRESCENTE

T. – (olha para o outro lado)

V. – (pega mão de T e faz o sinal com a mão dela)

T. – (olha e estica o braço em cima do livro, olhando para V.)

V. – (começa a fazer o sinal de LUA ao lado da mão de T.)

T. – (começa a fazer o mesmo movimento de V.)

V. – (aponta a figura) LUA

T. – LUA

V. – aponta outra figura CAMA (aponta figura)

T. – (repete CAMA em cima da figura)

V. – SIM CAMA

V. – (aponta outra figura) HORA

T. – (bate com os dedos indicador e médio MD no dorso da mão esquerda) (passarinho do cuco)

V. – aponta outra figura (movimento de afastar e aproximar dedos polegar e indicador)

T. – (repete o movimento sobre a figura, em uma mistura do sinal feito e o de apontar)

V. – (aponta outra figura FOLHEAR)

T. – (olha para estagiária choramingando)

V. – (cutuca o braço de T.)

T. – (não olha para V.)

Nesse exemplo, parece se estabelecer um jogo entre V. e T., no qual o adulto nomeia a figura e a criança repete o sinal. É interessante notar a extensão do exemplo, em comparação com os anteriores. Fica evidente que, à medida que as crianças ficam mais atentas e participam das atividades propostas pelo adulto, os diálogos se tornam mais longos.

Em suma, acreditando na importância da atenção partilhada para a interação comunicativa entre duas pessoas, consideramos que um trabalho de linguagem com crianças surdas deve ter como ponto inicial o estabelecimento da atenção para o rosto do interlocutor.

Como refere a literatura, essa atenção vai se constituindo na interação mãe–criança desde muito cedo. Ainda segundo a literatura, as mães ouvintes e as surdas usam estratégias diferentes para obter e manter a atenção dos seus filhos, as quais dependem, pelo menos parcialmente, da imagem que a mãe tem do filho como interlocutor.

Quando chegam à Instituição, logo após o diagnóstico, muitas vezes as crianças não apresentam atenção para o rosto da mãe, algumas mães falam com o filho sem que este olhe, e outras quase não se comunicam com ele. Visando ao estabelecimento de uma comunicação mais efetiva, que possibilite à criança a aquisição de uma língua, é papel do profissional conscientizar a mãe ouvinte da importância da visão para a criança surda, bem como da potencialidade comunicativa do filho, o que vai possibilitar, a nosso ver, uma mudança na imagem que a mãe tem do filho como interlocutor, e assim contribuir para a aquisição de uma língua por parte da criança surda.

Referências bibliográficas

BERNSTEIN, D. K.; TEIGERMAN, E. *Language and communication disorders in children*. Londres: Charles E. Merrill Publishing Company, 1985.

BOUVET, D. *The path to language: bilingual education for deaf children*. Philadelphia: Multilingual Matter, 1990.

CAMAIONI, L. *L' interazione tra bambini*. Roma, Itália: Editore Armando Armando, 1980.

COLLIS, G. M. Visual co-orientation in maternal speech. In Schaffer, Hr. (ed.). *Studies in mother infant interaction*. Londres: Académic Press, 1977.

GREGORY, S; MOGFORD, K. Early language development in deaf children. In: WOLL, B.; KYLE, J.; DEUCHAR, M. (eds.). *Perspectives on british sign language and Deafness*. Londres: Croom Helm, 1981, p. 218-62.

KYLE, J. *Acquisition of Sign Language*. Palestra apresentada na Unicamp, março 2001.

PEREIRA, M. C. C. *Interação e construção do sistema gestual em crianças deficientes auditivas, filhas de pais ouvintes*. Tese de Doutorado. Universidade Estadual de Campinas, 1989.

VEINBERG, S.; SILINGER, E. Acuerdos y controversias en intervención temprana con niños sordos. *Revista El bilinguismo de los sordos*, nº 4, Santa Fé de Bogotá, Colombia, março 2000, p. 31-42.

VIEIRA, M. I. S. *O efeito do uso de sinais na aquisição de linguagem por crianças surdas, filhas de pais ouvintes*. Dissertação de Mestrado. Pontifícia Universidade Católica de São Paulo, 2000.

WILBUR, R. *American Sign Language. Linguistic and apllied dimensions*. 2. ed. Boston: Little, Brown and Company, 1987.

12

A Presença do Intérprete de Língua de Sinais na Mediação Social entre Surdos e Ouvintes

ANDRÉA DA SILVA ROSA

As palavras são uma extravagância para mim desde minha infância.

Laborit

A inclusão social tem como meta, basicamente, criar uma sociedade capaz de acolher todas as pessoas, independentemente das diferenças e necessidades individuais e, para isso, preconiza soluções para as diferentes identidades existentes nos ambientes sociais.

No âmbito da sociedade inclusiva, o tema principal é a diversidade humana, o que significa, no caso da surdez, enfrentar desafios inusitados e permanentes. "O reconhecimento da diferença é o primeiro passo para a integração do surdo na comunidade ouvinte que o circula" (Brito,1993: 45).

As instituições envolvidas com as pessoas surdas defendem seus direitos à cidadania em termos de igualdade. E segundo Ross (2001: 58), "a igualdade encontra-se nas diferenças próprias de cada um". É importante compreender que o sentido de integração social pressupõe a ampliação da participação nas situações comuns para indivíduos e grupos que se encontram segregados. Inclusão ou não-segregação implica, essencialmente, uma atitude de respeito ao outro como cidadão.

As especificidades da surdez não significam obstáculos para a integração na comunidade ouvinte, ao contrário, a aceitação da diferença favorece a integração, pois esta deve ocorrer de forma que a sociedade reconheça nos surdos a mesma capacidade de comunicação lingüística e a mesma potencialidade para realizações e participação em tarefas sociais comuns nos dois grupos. Nesse contexto, o intérprete de Língua de Sinais propicia maiores condições para a inserção das pessoas surdas na comunidade ouvinte.

O processo de interpretação

Antes de comentar o trabalho do intérprete de Língua de Sinais, e fazer reflexões sobre sua formação e prática profissional na sociedade com as pessoas surdas e ouvintes, é necessário que se estabeleça uma definição sobre o que é interpretação na tentativa de evitar erros de compreensão.

O português oral é a língua falada pela comunidade majoritária ouvinte e a Língua de Sinais se desenvolve entre as comunidades surdas. Uma vez que as pessoas surdas necessitem ou desejem se comunicar com os ouvintes, a presença do intérprete se torna relevante na mediação do contato entre surdos e ouvintes.

O fato de as pessoas surdas apresentarem uma língua própria (a Língua de Sinais), nos leva a considerar como necessária a presença do intérprete de Língua Brasileira de Sinais (LIBRAS)* perante essas pessoas em muitas situações do cotidiano, na interação com os ouvintes.

A princípio, façamos a seguinte pergunta: o que entendemos por interpretar? Interpretar significa "explicar ou declarar o sentido de [algo; texto, lei etc.]". O intérprete é "o intermediário", além de ser aquele "que está de permeio", o "mediador"; pode ser também o "negociante que exerce suas atividades colocando-se entre o produtor e o consumidor" (Ferreira, 1993: 274).

Em seu livro, Erwin Theodor (1986: 15) anuncia que "o tradutor é aquele que torna compreensível aquilo que antes era ininteligível, e já por isso deve ser concebido como um intérprete por excelência". Ao tradutor ou intérprete cabe o papel de intermediário, que resgata significados e os transporta para o outro lado, estabelecendo uma ponte entre as duas línguas.

A diferença da profissão de tradutor e intérprete é definida segundo Rosa e Dallan (2002) como:

> O tradutor é o profissional que faz a tradução de um documento escrito. O intérprete é aquele profissional que traduz de forma verbal para outra língua algo que foi dito. No caso dos surdos, quem executa este trabalho é o intérprete de Língua de Sinais, ou seja, uma pessoa ouvinte bilíngüe, que domina o português na modalidade oral e a Língua de Sinais.

Essa dinâmica do universo de significações de uma língua de partida – denotações, conotações, referências, vivências, imaginário etc., – confronta-se com as mesmas características na língua de chegada, o que determina visões de mundo diferentes no interpretar, pois, ainda que falando de um mesmo objeto, este será visto segundo diferentes sistemas conceituais por cada falante. O intérprete, após inteirar-se do conteúdo a ser interpretado, precisa esquecer as palavras expressas ali para apoiar-se em termos usados pela comunidade-alvo; se o intérprete tem conhecimentos lingüísticos deficientes da língua de partida ou na língua de chegada, comprometerá toda e qualquer mensagem.

Do ponto de vista ideal, qualquer interpretação requer domínio não apenas da LO e da LIBRAS, mas exige que o intérprete seja exímio conhecedor do assunto versado. Qualquer intérprete reconhece, pelo menos teoricamente, o acerto dessa exigência. Porém, isso é o que menos ocorre quando se convoca um intérprete de Língua de Sinais, pois não existe a preocupação de quem o contrata em antecipar os textos ou ao menos fornecer informações adicionais a respeito do assunto a ser tratado para facilitar a compreensão do texto.

De qualquer maneira, tendo aceito a responsabilidade de interpretar determinado conteúdo, o intérprete precisa encontrar equivalência, e ser capaz de expressar o sentido da mensagem inicial sem prejudicar o estilo da língua de partida.

Em geral, ao convocar a presença de um intérprete de Língua de Sinais, as pessoas não se dão conta da complexidade que envolve a realização dessa tarefa, pois não é suficiente conhecer os sinais, e sim saber transmitir idéias da língua oral para a língua visuogestual, e vice-versa. Os intérpretes representam a ponte entre dois mundos diferentes, o mundo visual dos surdos e o mundo oral dos ouvintes.

Ouvinte ➜ mensagem LO ➜ intérprete ➜ mensagem LIBRAS ➜ surdo

Atuação do intérprete na sociedade

Embora a atividade do intérprete de LIBRAS já exista há muitos anos, o interesse e o investimento por parte de órgãos públicos na profissionalização desses indivíduos, especificamente formados para realizarem essa atividade, é bem recente.

Os intérpretes da LIBRAS surgiram dos laços familiares e da convivência social com vizinhos, amigos de escola e igrejas. Devido a essa característica, não há muitos registros históricos sobre a profissão.

Atualmente, no Brasil, a profissão de intérprete não é reconhecida, assim, essa atividade abarcou profissionais de diferentes áreas como: pedagogos, fonoaudiólogos, pastores, entre outros. Vale ressaltar que esse trabalho tem sido desenvolvido por profissionais que em diversas situações realizam o trabalho de interpretação pelo envolvimento que possuem com a comunidade surda, pois nem sempre é possível esperar remuneração. Mesmo sem legalização, o intérprete faz parte do cotidiano das pessoas surdas, em conferências, centros universitários, concursos, consultas médicas, escolas, competições esportivas, sessões jurídicas, movimentos sociais etc., permitindo aos surdos uma participação efetiva em todas as atividades da sociedade.

O trabalho de intérprete exige do profissional os seguintes requisitos: conhecer a língua de partida e a língua de chegada com profundidade; conhecer as especificidades da comunidade surda, uma vez que na convivência social originam-se termos utilizados somente por aquela cultura (Sander, 2000); ter boa memória (Pires, 2000); além de relacionar-se muito bem com os surdos. O intérprete deve aprimorar suas habilidades comunicativas no sentido de garantir a total compreensão do texto que comunica.

É necessário a esse profissional ter agilidade no uso das línguas envolvidas, pois o intérprete recebe, armazena e reproduz as informações concomitantemente. Se não tiver experiência no desempenho dessa atividade, a sua memória pode facilmente falhar, comprometendo seriamente o resultado da interpretação.

> A memória torna-se fator relevante para uma interpretação de qualidade, neste caso a memória de curto prazo (Clark & Clark, 1977). É neste tipo de memória que fica guardada, por curtos períodos de tempo, a expressão exata do que está sendo processado em um dado momento. Ela tem capacidade limitada e tende a perder logo o conteúdo literal das mensagens. O que fica e passa para a memória permanente é o significado das proposições, não a sua forma. (Pires, 2000: 85)

Dessas falhas da memória ocorrem sutilezas e perigos no ato interpretativo, muitas vezes acarretando uma compreensão equivocada do conteúdo pelo intérprete, resultando em situação que leva esse profissional a improvisar, ou até mesmo omitir informações essenciais para a compreensão da mensagem, modificando dessa forma o conteúdo dela.

O intérprete encarrega-se de reconstruir a realidade encontrada de maneira mais condizente com seu idioma, sem falseá-la, seja pela adição, seja pela supressão. Essa atitude está mais relacionada com o conceito que ele tem das pessoas surdas, e não sobre seu conhecimento da LIBRAS.

A supressão pode ocorrer por uma tomada de decisão do intérprete em virtude de não acreditar no potencial de compreensão dos surdos para os quais interpreta. Vale ressaltar que em algumas situações é possível verificar que os surdos para os quais está sendo realizada a interpretação não possuem fluência da LIBRAS; isso ocorre pelo fato de não estarem totalmente envolvidos com a sua comunidade. Em muitos casos, o surdo só tem contato com os seus pares ou com a Língua de Sinais utilizada na escola especial. A supressão de informações pelo intérprete é um dos casos mais sérios, pois a falta de informação no caso dos surdos já é uma constante. Os ouvintes recebem informações diariamente pelo canal da audição, mediante programas televisivos, jornais, rádio, conversas paralelas etc., o que não ocorre com os surdos. O intérprete, ao suprimir informações, nega ao surdo o direito ao saber. A adição, por sua vez, pode representar a intervenção clara e direta do intérprete na mensagem, enfocando o seu parecer sobre o assunto.

Nessa situação, o intérprete faz uso da autoridade do palestrante para impor a sua própria opinião, privando o surdo da liberdade de compreender novos conceitos, ainda que seja para posteriormente discordar.

A presença física do intérprete de Língua de Sinais

Sendo a Língua de Sinais visuoespacial, o ato interpretativo só acontece na presença física do intérprete. Isso significa que o profissional fica exposto física e emocionalmente à valorização de todos os presentes. Essa presença física do intérprete é uma presença sem voz e sem voto (Famularo, 1999).

O intérprete não empresta ao surdo somente os ouvidos e as mãos, e sim todo o corpo; a boa interpretação está relacionada com a expressão facial e corporal; o ouvinte transmite suas emoções por meio de ruídos, melodia e impostação da voz, o que, para o surdo, deve ser materializado no corpo do intérprete. Às vezes um sinal, juntamente com uma expressão corporal, significa todo o contexto da mensagem. Existem sinais que são configurados da mesma maneira, sendo o sentido marcado pela expressão facial ou corporal. A ênfase na oralidade será marcada na Língua de Sinais pela expressão facial.

Assim como, para o ouvinte, um tom diferente de voz já traz muitos significados, para os surdos a expressão corporal, juntamente com os sinais, carrega muitos significados. Quando as palavras não traduzem, usamos o som, a música e até mesmo o silêncio para nos fazer ouvir; o mesmo ocorre com o surdo; o que nem mil sinais traduzem, o intérprete, com o corpo, traduz.

O intérprete de Língua de Sinais geralmente é formado nas associações de surdos, com as quais tem convívio quase diário, criando um vínculo afetivo muito forte. Portanto, o ato interpretativo enlaça uma relação afetiva com a comunidade surda, isto é, a completude da mensagem a ser interpretada não será determinada somente pela fluência na Língua de Sinais.

Considerações finais

A história demonstra que as relações entre surdos e ouvintes têm sido de apropriação e controle das pessoas ouvintes. Nesse sentido, há que se considerar que o intérprete, por ser ouvinte, pode "colonizar" no momento da interpretação, remetendo o surdo à situação de submissão usual do passado, com o grupo hegemônico ouvinte administrando a identidade das pessoas surdas.

Não cabe ao intérprete selecionar qual informação é importante para a comunidade surda, que deve e pode fazer isso por si própria. A supressão ou adição de informações é muito prejudicial à comunidade surda, pois fará com que esta continue à margem da sociedade, sem conhecer seus direitos e deveres.

Cabe ao intérprete reconhecer o direito do surdo à cidadania, e isso acontecerá no momento em que se possibilitar ao surdo a atribuição de novos significados de mundo, pelo ato interpretativo. "A tradução tem o enorme poder de construir representações de culturas estrangeiras" (Venuti, 1998: 174).

A importância do intérprete como participante do processo de conquista de espaço da comunidade surda na sociedade empurra-nos para uma reflexão sobre o quanto é preciso repensar essa prática.

N. das orgs.: A Língua Brasileira de Sinais é referida por alguns autores sob a sigla LIBRAS e por outros por LSB. Optamos neste livro pela utilização de LIBRAS por ser ela mais conhecida e mais utilizada nos trabalhos sobre surdez. Além disso, é por LIBRAS que a língua da Comunidade surda brasileira é referida nos documentos oficiais.

Referências bibliográficas

BRITO, Lucinda Ferreira. *Integração social e educação dos surdos.* Rio de Janeiro: Babel, 1993.

FAMULARO, Rosana. Terminologia Operativa de la Interpretación em LSA – Español. In: *Desde Adentro,* Publicación Interna Del Instituto Platense De Lengua de Señas tina. La Plata. Año I, número I.

FERREIRA, Aurélio Buarque de Holanda. *Dicionário da língua portuguesa.* Rio de Janeiro: Nova Fronteira, 1993.

LABORIT, Emmanuelle. *O vôo da gaivota.* São Paulo: Best Seller, 1994.

PIRES, Cleide Lovatto. O intérprete de Libras: um olhar sobre a prática profissional. In: V Seminário Nacional do INES. *Surdez: desafios para o próximo milênio.* Rio de Janeiro, 2000.

SANDER, Ricardo. O intérprete da Libras – um olhar sobre a prática profissional In: V Seminário Nacional do INES. *Surdez: desafios para o próximo milênio.* Rio de Janeiro, 2000.

ROSS, Paulo Ricardo. Educação e trabalho: a conquista da diversidade ante as políticas neoliberais. In: BIAMCHETTI, Lucídio; FREIRE, Ida Mara (orgs.). *Um olhar sobre a diferença – interação, trabalho e cidadania.* Campinas: Papirus, 2001.

THEODOR, Erwin. *Tradução: ofício e arte.* São Paulo: Cultrix, 1996.

VENUTI, Lawerence. Tradução e formação de identidades. In: SIGNORINI, Inês (org.). *Língua(gem) e identidade.* Campinas: Mercado Letras, 1998.

Autores

ANDRÉA DA SILVA ROSA
   Pedagoga; intérprete de Língua de Sinais do Cepre/FCM/Unicamp. Mestranda em Psicologia Educacional-FE/Unicamp. Diretora de Educação e Cultura da Associação de Surdos de Campinas (Assucamp).

ANGÉLICA BRONZATTO DE PAIVA E SILVA
   Graduada em Psicologia pela PUC-Campinas, realizou mestrado na área de Desenvolvimento Humano e Educação na FE/Unicamp e é doutoranda no Programa da Saúde da Criança da FCM/Unicamp. Docente do Cepre/Unicamp e responsável pela sua Área de assistência. Ministra aulas no Curso de Especialização em Surdez do Cepre/Unicamp.

FERNANDA MARIA PEREIRA FREIRE
   Fonoaudióloga pela PUC-Campinas, mestre em Lingüística pelo Instituto de Estudos da Linguagem da Unicamp e doutoranda na área de Neurolingüística do mesmo Instituto. É pesquisadora do Núcleo de Informática Aplicada à Educação da Unicamp e foi docente do Curso de Fonoaudiologia da Faculdade de Ciências da Saúde da Unimep nos anos de 2000 e 2001.

HELOISA ARRUDA BOECHAT
   Fonoaudióloga formada pela Unesp; especialista em Educação e Reabilitação de Surdos pela Unicamp; fez aprimoramento em Fonoaudiologia na Área da Surdez pela Unicamp; e mestranda do Programa de Fonoaudiologia da PUC-SP.

ISABEL CRISTINA MARTINS PHELIPPE
   Instrutora de Língua Brasileira de Sinais (Libras), Cepre/FCM/ Unicamp.

IVANI RODRIGUES SILVA
   Lingüista graduada pelo IEL/Unicamp, mestre em Lingüística pelo IEL/ Unicamp, doutoranda em Lingüística Aplicada pelo DLA/IEL/Unicamp,

docente do Cepre/Unicamp. Participa do Projeto Vozes na Escola, coordenado pela profa.dra. Marilda do Couto Cavalcanti. Supervisora do Programa Escolaridade e Surdez do Cepre/Unicamp. Ministra aulas na disciplina fundamentos Teóricos e a Prática da Língua de Sinais dentro do Curso de Especialização em Surdez do Cepre/Unicamp.

LÍGIA MARIA TEGA
Fonoaudióloga formada pela Unesp; aprimoramento em fonoaudiologia na área da surdez pela Unicamp; fonoaudióloga clínica.

LUCIA H. REILY
Bacharel em Artes pela Universidade de Indiana (EUA). Realizou mestrado e doutorado em Psicologia Escolar no Instituto de Psicologia da USP, com doutorado sanduíche na Universidade de Loughborough na Inglaterra. É professora da Faculdade de Educação da PUC-Campinas, contribuindo no curso de Pedagogia: Formação de Professores para Educação Especial. É docente do Cepre/Unicamp, realizando pesquisa, docência e atendimento na área de intersecção arte/deficiência.

MARIA CECÍLIA MARCONI PINHEIRO LIMA
Fonoaudióloga formada pela PUC-Campinas, mestre em educação especial pela University of Southern Califórnia (EUA), doutora em Ciências Médicas na área de neurologia, pela Faculdade de Ciências Médicas da Unicamp; docente do Centro de Estudos e Pesquisas em Reabilitação "Prof. Dr. Gabriel Porto" – Cepre/FCM/Unicamp; e coordenadora do Curso de Fonoaudiologia da Unicamp.

MARIA CRISTINA DA CUNHA PEREIRA
É formada em Letras pela Universidade Mackenzie, fez mestrado em Lingüística Aplicada na PUC-SP e doutorado em Lingüística na Unicamp. É Docente pesquisadora do Cepre/FCM/Unicamp, lingüista do Iesp-Derdic/PUC-SP, coordenadora e professora da habilitação que forma professores para surdos (Edac), da Faculdade de Pedagogia da PUC-SP, coordenadora e professora do Curso de Especialização em Educação e reabilitação de surdos, Cepre/FCM/Unicamp e professora do Curso de Fonoaudiologia, Unicamp.

MARIA DE FÁTIMA DE CAMPOS FRANÇOZO
É assistente social graduada pela PUC-Campinas, mestre em Filosofia Social pela mesma universidade, doutora em Saúde Mental pela Unicamp e professora do Centro de Estudos e Pesquisas em Reabilitação "Prof. Dr. Gabriel Porto" – Cepre/Unicamp. É

coordenadora da Área de Ensino e Pesquisa do Cepre/Unicamp e professora do Curso de Especialização em Surdez do Cepre e do Curso de Fonoaudiologia da Unicamp.

MARIA FRANCISCA COLELLA DOS SANTOS
Fonoaudióloga pela Escola Paulista de Medicina, mestre em Distúrbios da Comunicação Humana Campo Fonoaudiológico e doutora em Ciências dos Distúrbios da Comunicação Humana pela Unifesp/EPM. Docente Pesquisadora do Cepre/FCM/Unicamp; docente do Curso de Fonoaudiologia da Unicamp.

SAMIRA KAUCHAKJE
Assistente social pela PUC-Campinas; doutora em Educação pela Unicamp; Docente da Universidade Estadual de Ponta Grossa (PR) e da Universidade Tuiuti do Paraná; Pesquisadora do Grupo de Estudo sobre Movimentos Sociais, Educação e Cidadania da Unicamp. Desenvolve pesquisa no campo da participação e gestão social relacionadas aos grupos sociais minoritários e excluídos, e seus movimentos sociais por direitos.

TEREZA RIBEIRO DE FREITAS ROSSI
É fonoaudióloga graduada pela PUC Campinas, fez mestrado na área da Filosofia da Educação na Unimep (Universidade Metodista de Piracicaba) e doutorado em Educação Física Adaptada na Faculdade de Educação Física da Unicamp. Docente do Cepre/Unicamp desde 1979. Supervisiona atualmente o Programa de Orientação à Família de Crianças Surdas do Cepre/Unicamp. É professora do Curso de Especialização em Surdez e do Curso de Fonoaudiologia da Unicamp.

VALDECIR MENIS
Instrutor de Língua Brasileira de Sinais (Libras), Cepre/FCM/Unicamp.

ZILDA MARIA GESUELI
Graduada em Lingüística e mestre em lingüística pelo Instituto de Estudos da Linguagem (Unicamp). Doutora em Educação pela Faculdade de Educação da Unicamp; docente do Centro de Estudos e Pesquisas em Reabilitação "Prof. Dr. Gabriel Porto" – Cepre/FCM/Unicamp. Professora do Curso de Especialização em Educação e Reabilitação de Surdos oferecido pelo Cepre/FCM/Unicamp, ministrando a disciplina Educação do Indivíduo Surdo, e professora do curso de fonoaudiologia da Unicamp.

www.gruposummus.com.br

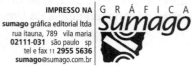

IMPRESSO NA GRÁFICA
sumago gráfica editorial ltda
rua itauna, 789   vila maria
02111-031   são paulo   sp
tel e fax 11 2955 5636
sumago@sumago.com.br